フレイル
サポート医
のための
疾患治療
マニュアル

監 修
日本老年医学会

編 集
東京都健康長寿医療センター

JN028789

文光堂

● 監修

日本老年医学会

● 編集

東京都健康長寿医療センター

● 執筆者一覧（50音順）

荒井　秀典	国立長寿医療研究センター理事長
荒木　厚	東京都健康長寿医療センター副院長 / フレイル予防センター長
安樂　真樹	杏林大学医学部呼吸器・甲状腺外科学教授
飯坂　真司	淑徳大学看護栄養学部栄養学科准教授
飯島　勝矢	東京大学未来ビジョン研究センター教授 / 高齢社会総合研究機構機構長
飯塚　あい	東京都健康長寿医療センター研究所社会参加と地域保健研究チーム
石川　譲治	東京都健康長寿医療センター循環器内科部長
板橋美津世	東京都健康長寿医療センター血液透析科部長 / 腎臓内科専門部長
井上　雄一	東京医科大学睡眠学講座教授
岩切　理歌	東京都健康長寿医療センター総合内科・高齢診療科部長
片岡　愛	東京都健康長寿医療センター総合内科・高齢診療科
杉浦　彩子	豊田浄水こころのクリニック副院長
須藤　紀子	杏林大学医学部高齢医学教室
武井　卓	東京都健康長寿医療センター腎臓内科部長
田村　嘉章	東京都健康長寿医療センター糖尿病・代謝・内分泌内科専門部長
千葉　優子	東京都健康長寿医療センター糖尿病・代謝・内分泌内科専門部長
鳥羽　梓弓	東京都健康長寿医療センター循環器内科
鳥羽　研二	東京都健康長寿医療センター理事長
豊島　堅志	東京都健康長寿医療センター糖尿病・代謝・内分泌内科医長
中山　智博	東京都健康長寿医療センター総合内科・高齢診療科
仁科　裕史	東京都健康長寿医療センター脳神経内科専門部長
登　祐哉	東京都健康長寿医療センター呼吸器外科
平野　浩彦	東京都健康長寿医療センター歯科口腔外科部長 / 研究所自立促進と精神保健研究チーム研究部長
福岡　秀記	京都府立医科大学眼科学教室
藤原　佳典	東京都健康長寿医療センター研究所社会参加と地域保健研究チーム研究部長
松川　美保	東京都健康長寿医療センター消化器・内視鏡内科医長
宮﨑　剛	東京都健康長寿医療センター整形・脊椎外科部長
山本　寛	東京都健康長寿医療センター呼吸器内科部長
吉田　正貴	桜十字病院上級顧問 / 泌尿器科医長

● 査読者一覧（50音順）

東　浩太郎	東京大学大学院医学系研究科加齢医学講座講師
飯島　勝矢	東京大学未来ビジョン研究センター教授／高齢社会総合研究機構機構長
猪阪　善隆	大阪大学大学院医学系研究科腎臓内科学教授
石井　正紀	東京大学大学院医学系研究科加齢医学講座講師
稲富　勉	国立長寿医療研究センター感覚器センター長
梅垣　宏行	名古屋大学大学院医学系研究科地域在宅医療学・老年科学科長・准教授
浦野　友彦	国際医療福祉大学医学部老年病学講座主任教授
海老原　覚	東北大学大学院医学系研究科内部障害学分野教授
海老原孝枝	杏林大学医学部高齢医学教室准教授
大石　充	鹿児島大学大学院医歯学総合研究科心臓血管・高血圧内科学教授
大黒　正志	金沢医科大学高齢医学教授
大田　秀隆	秋田大学高齢者医療先端研究センター教授
大西　丈二	名古屋大学大学院医学系研究科地域在宅医療学・老年科学講師
小野　敏嗣	東京都健康長寿医療センター消化器・内視鏡内科部長
亀山　祐美	東京大学医学部附属病院認知症センター講師
北岡　裕章	高知大学医学部老年病・循環器内科学教授
神﨑　恒一	杏林大学医学部高齢医学教室教授
小島　太郎	東京大学大学院医学系研究科老化制御学講師
櫻井　孝	国立長寿医療研究センター研究所長
清水　敦哉	国立長寿医療研究センター循環器内科部長
清水聰一郎	東京医科大学高齢総合医学分野主任教授
新村　健	兵庫医科大学総合診療内科主任教授
杉本　研	川崎医科大学総合老年医学主任教授
鈴木　宏和	国立長寿医療研究センター耳鼻いんこう科医長
鈴木　裕介	名古屋大学医学部附属病院地域連携・患者相談センター病院准教授
武地　一	藤田医科大学医学部認知症・高齢診療科教授
竹屋　泰	大阪大学大学院医学系研究科保健学専攻看護実践開発科学講座老年看護学教授
外山　琢	東京大学医学部眼科学教室／東京都健康長寿医療センター眼科
野宮　正範	国立長寿医療研究センター泌尿器外科医長
橋本　正良	東京医科歯科大学大学院医歯学総合研究科総合診療医学分野教授
前田　圭介	国立長寿医療研究センター老年内科医長
松浦　俊博	国立長寿医療研究センター副院長
溝神　文博	国立長寿医療研究センター薬剤部
山口　泰弘	自治医科大学附属さいたま医療センター呼吸器内科教授
山田　容子	東京大学医学部附属病院老年病科
山本　浩一	大阪大学大学院医学系研究科老年・総合内科学准教授
横手幸太郎	千葉大学大学院医学研究院内分泌代謝・血液・老年内科学教授

序 文

フレイルに関しては，1994 年に Rockwood らが，暦年齢と生物学的年齢の違い，すなわち生理的老化と病的老化の間で，介護力と介護負担のバランスが重要であると指摘したが[1]，2001 年に Fried らが，その定義をコホートでの集団で遺伝的素因と環境要因によって形成された臨床像に基づいた分類，すなわち表現型モデルとして（Cardiovascular Health Study：CHS）基準を発表し[2]，疫学研究が指数関数的に盛んになり，わが国にも輸入され，現在に至っている．

　一方，フレイルの定義は「老化や慢性疾患の積み重なりによってストレスに脆弱になること」という Rockwood の考えが継承されているが，老年症候群の積み重ねをカウントする Frailty Index（累積モデル）は煩雑性のため，医療機関でも普及しなかった．近年，世界的な高齢社会の到来によって，各科はフレイルの概念を加味した診療が成績向上のため必須であることを認識し始め，慢性疾患の影響を受けた，フレイルのより多様な臨床表現形が脚光を浴びることになってきた．歯科口腔領域の口腔機能低下症が，わが国発の概念「オーラルフレイル」として次第に世界に認知され始めたのが象徴的であるが，頻尿，視力低下，脆弱性皮膚など，各領域の関心の急速な高まりは枚挙にいとまがない．

　これらは，フレイル高齢者のケアに直結するだけに，表現型モデルによる診断だけでは十分な臨床指針になり得ない．ところが，2020 年に後期高齢者健診が努力義務となり，フレイルのスクリーニングが一部の老年症候群を含んで始まったが，臨床上の工夫やケアプランの立案に十分な指針はいまだ存在しなかった．相談を受ける，かかりつけ医や看護師，栄養士などは大いに戸惑っているはずである．

　もとより日進月歩で急速にエビデンスが集積してきている領域であり，今日の最新の情報の集積ではあるが，本書はこれらの求めに正面から向き合って作成した．少しでも現場の助けになれば幸いである．

2022 年 8 月

編集代表　東京都健康長寿医療センター理事長

鳥羽　研二

1) Rockwood K, et al：Frailty in elderly people：an evolving concept. CMAJ 1994, 150：489-495
2) Fried L, et al：Frailty in older adults：evidence for a phenotype. J Gerontol A Biol Sci Med Sci 2001, 56：M146-M156

本書の趣旨

　本書は後期高齢者の健診の結果に基づいて，地域におけるフレイル対策を主導する「フレイルサポート医」の養成のための研修会のテキストを作成するために企画された.

　総論にあるようなフレイルの運動，食事，社会面の対策だけでなく，フレイルと関連する疾患や老年症候群の治療に焦点を当てたことが大きな特徴である. フレイルの発症の基盤にある老化による予備能の低下は，（無症候性も含めた）疾患やそれに伴う臓器機能の低下によってもたらされる. したがって，「フレイルサポート医」が疾患の適切な治療を行うことがフレイル予防に重要である. また，転倒，口腔機能障害，視力障害，聴力障害などの要介護のリスクとなる老年症候群もフレイルと関連するので，それらへの対策を講じることも「フレイルサポート医」の役割である.

　まず，本書では執筆者に Q1 として「疾患または老年症候群はフレイルをきたしやすいか?」というクリニカルクエスチョン（CQ）に対して文献検索を行って，記述していただいた. 13 の疾患，11 の老年症候群，multimorbidity は，ほとんどが程度の差こそあれフレイルをきたしやすいという記載がなされている. また，パーキンソン病，貧血などもフレイルをきたしやすい疾患としてコラムに加えている.

　次に，Q2 として疾患または老年症候群におけるフレイルの危険因子について記載している. 糖尿病などのように疾患特異的な危険因子や低栄養，炎症などの疾患の背景に存在する危険因子に注意しながら治療することが求められる.

　Q3 としては疾患または老年症候群にフレイルを合併した場合の予後に関する CQ を設定した. 多くの疾患や老年症候群はフレイルが合併すると要介護，死亡をきたしやすくなる.

　Q4 としてはフレイルを伴った疾患や老年症候群を治療する際の注意すべき点について記載されている. これはエビデンスの乏しいものが多く，執筆者は記述に苦労されたと思われるが，現時点の最もふさわしい疾患の治療や，老年症候群に対する対策について簡潔にまとめていただいた.

　Q5 もフレイルや ADL 低下を合併した場合の治療という難問にもかかわらず，高齢者総合機能評価（Comprehensive Geriatric Assessment：CGA）や多職種のチームによる包括的な疾患の治療などの老年医学的なアプローチの重要性について言及していただいている.

　東京都健康長寿医療センターをはじめとする医師 29 名が執筆を担当し，項目ごとに日

本老年医学会の専門医2名が査読し（計37名），執筆内容の改善のためにご助言をいただいた．その結果，現在におけるフレイルに関する最先端の知見やコンセンサスとしての治療が記載された内容となっており，執筆者と査読者に多大なる感謝の意を表したい．統一がとれていない部分が一部あり，もっと適切なCQを設定すべきというご意見もあるかと思われるが，研修会に合わせ急ぎ完成させたこともあり，ご容赦いただき，次回の改訂で改善したいと考えている．

　本書を通して全体を俯瞰すると，「フレイルサポート医」が行う治療は，地域における高齢者医療そのものである．眼科，糖尿病内科，腎臓内科，循環器内科，精神科など多くの分野にわたる疾患がフレイルの原因となっている場合があり，地域の中での専門医同士の連携が極めて重要である．また，老年症候群を含めたフレイル対策は看護師，栄養士，理学療法士，薬剤師，介護職などとの多職種連携や自治体の協力が不可欠であり，地域におけるネットワークを作ることが大切である．

　地域のかかりつけ医，病院の先生など，できるだけ多くの先生に本書を読んでいただいて，「フレイルサポート医」が増え，地域における高齢者医療がさらに充実したものになることを期待している．

2022年8月　　　　　　　　　　　東京都健康長寿医療センター副院長／フレイル予防センター長
　　　　　　　　　　　　　　　　　　　　　　　　　　　　　荒木　厚

　執筆者・査読者とフレイルおよび関連疾患に関与する企業との間の経済的関係につき，以下の基準で執筆者・査読者より過去3年間の利益相反状況の申告を得た．

〈利益相反開示項目〉該当する場合は具体的な企業名（団体名）を記載．該当しない場合は「該当なし」を記載する．

①報酬額
1つの企業・団体から年間100万円以上のもの

②株式の利益
1つの企業から年間100万円以上，あるいは当該株式の5%以上保有

③特許使用料
1つにつき年間100万円以上のもの

④講演料
1つの企業・団体から年間合計50万円以上のもの

⑤原稿料
1つの企業・団体から年間合計50万円以上のもの

⑥研究費・助成金など
1つの企業・団体から医学系研究（共同研究，受託研究，治験など）に対して，申告者が実質的に使途を決定し得る研究契約金の総額が年間100万円以上のもの

⑦奨学（奨励）寄附など
1つの企業・団体から申告者個人または申告者が所属する講座・分野または研究室に対して，申告者が実質的に使途を決定し得る寄附金の総額が年間100万円以上のもの

⑧企業などが提供する寄附講座
実質的に使途を決定し得る寄附金の総額が年間100万円以上のもの

⑨旅費，贈答品などの受領
1つの企業・団体から年間5万円以上のもの

　執筆者・査読者はすべて「フレイルサポート医のための疾患治療マニュアル」の内容に関して，フレイルおよび関連疾患の医療・医学の専門家あるいは専門医として，科学的および医学的公正さと妥当性を担保し，対象となる疾患の診療レベルの向上，対象患者の健康寿命の延伸・QOLの向上を旨として編集作業を行った．利益相反の扱いに関しては，内科系関連学会の「医学系研究の利益相反（COI）に関する共通指針」に従った．

　申告された企業名は次の表の通りである（対象期間は2019年1月1日〜2021年12月31日）．企業名は2022年7月現在の名称とした（50音順）．

※すべての申告事項に該当がない者については，表末尾に掲載した．

▌「フレイルサポート医のための疾患治療マニュアル」執筆者（50音順）

氏名	利益相反開示項目				
	開示項目①	開示項目②	開示項目③	開示項目④	開示項目⑤
	開示項目⑥	開示項目⑦	開示項目⑧	開示項目⑨	—
荒木　厚	該当なし	該当なし	該当なし	MSD，小野薬品工業，住友ファーマ，武田薬品工業，田辺三菱製薬，ノボノルディスクファーマ	該当なし
	該当なし	該当なし	該当なし	該当なし	—
飯島勝矢	該当なし	該当なし	該当なし	第一三共，プルデンシャルジブラルタファイナンシャル生命保険	該当なし
	サンスター，東京ガス，ロッテ	イオン，キユーピー，サンスター，フードケア	該当なし	該当なし	—
井上雄一	該当なし	該当なし	該当なし	MSD，エーザイ，武田薬品工業	該当なし
	該当なし	該当なし	該当なし	該当なし	—
平野浩彦	該当なし	該当なし	該当なし	該当なし	該当なし
	サンスター	該当なし	該当なし	該当なし	—
山本　寛	該当なし	該当なし	該当なし	アストラゼネカ，杏林製薬	該当なし
	該当なし	該当なし	該当なし	該当なし	—
吉田正貴	該当なし	該当なし	該当なし	アステラス製薬，キッセイ薬品工業，ファイザー，フェリング・ファーマ	該当なし
	該当なし	アステラス製薬	該当なし	該当なし	—

＊法人表記は省略
＊以下の執筆者については申告事項該当なし
荒井秀典，安樂真樹，飯坂真司，飯塚あい，石川讓治，板橋美津世，岩切理歌，片岡　愛，杉浦彩子，須藤紀子，武井卓，田村嘉章，千葉優子，鳥羽梓弓，鳥羽研二，豊島堅志，中山智博，仁科裕史，登　祐哉，福岡秀記，藤原佳典，松川美保，宮﨑　剛

■「フレイルサポート医のための疾患治療マニュアル」査読者（50 音順）

氏名	利益相反開示項目				
	開示項目①	開示項目②	開示項目③	開示項目④	開示項目⑤
	開示項目⑥	開示項目⑦	開示項目⑧	開示項目⑨	―
飯島勝矢	該当なし	該当なし	該当なし	第一三共，プルデンシャルジブラルタファイナンシャル生命保険	該当なし
	サンスター，東京ガス，ロッテ	イオン，キユーピー，サンスター，フードケア	該当なし	該当なし	―
北岡裕章	該当なし	該当なし	該当なし	アストラゼネカ，大塚製薬，第一三共，武田薬品工業，ノバルティスファーマ，ファイザー	該当なし
	該当なし	アボットジャパン，小野薬品工業	該当なし	該当なし	―
神﨑恒一	該当なし	該当なし	該当なし	第一三共	該当なし
	該当なし	該当なし	該当なし	該当なし	―
清水聰一郎	該当なし	該当なし	該当なし	エーザイ	該当なし
	エーザイ，日本メジフィジックス	該当なし	該当なし	該当なし	―
杉本　研	該当なし	該当なし	該当なし	協和キリン，住友ファーマ，田辺三菱製薬	該当なし
	該当なし	該当なし	該当なし	該当なし	―
武地　一	該当なし	該当なし	該当なし	該当なし	該当なし
	該当なし	第一三共	該当なし	該当なし	―
山口泰弘	該当なし	該当なし	該当なし	アストラゼネカ，グラクソ・スミスクライン	該当なし
	該当なし	該当なし	該当なし	該当なし	―

横手幸太郎	該当なし	該当なし	該当なし	MSD, アステラス製薬, アストラゼネカ, 小野薬品工業, 興和, 第一三共, 大正製薬, 住友ファーマ, 武田薬品工業, 田辺三菱製薬, ノバルティスファーマ, ノボノルディスクファーマ, 日本ベーリンガーインゲルハイム, ファイザー	該当なし
	大正製薬	MSD, アステラス製薬, アボットジャパン, 小野薬品工業, 興和, 塩野義製薬, 第一三共, 大正製薬, 住友ファーマ, 武田薬品工業, 田辺三菱製薬, 帝人ファーマ, 日本ベーリンガーインゲルハイム, ノボノルディスクファーマ, バイエル薬品	該当なし	該当なし	―

＊法人表記は省略
＊以下の査読者については申告事項該当なし
東 浩太郎, 猪阪善隆, 石井正紀, 稲富 勉, 梅垣宏行, 浦野友彦, 海老原 覚, 海老原孝枝, 大石 充, 大黒正志, 大田秀隆, 大西丈二, 小野敏嗣, 亀山祐美, 小島太郎, 櫻井 孝, 清水敦哉, 新村 健, 鈴木宏和, 鈴木裕介, 竹屋 泰, 外山 琢, 野宮正範, 橋本正良, 前田圭介, 松浦俊博, 溝神文博, 山田容子, 山本浩一

フレイルサポート医のための疾患治療マニュアル
CONTENTS

総論

各論A　フレイルと関連する疾患

各論 B　フレイルと関連する老年症候群

ADL	activities of daily living　日常生活動作（日常生活活動）
BMI	body mass index　体格指数
CHS 基準	Cardiovascular Health Study criteria
CI	confidence interval　信頼区間
CKD	chronic kidney disease　慢性腎臓病
COPD	chronic obstructive pulmonary disease 慢性閉塞性肺疾患
HR	hazard ratio　ハザード比
I²	I-squared
J-CHS 基準	Japanese version of Cardiovascular Health Study criteria
OR	odds ratio　オッズ比
QOL	quality of life　生活の質
デイケア（通所リハビリテーション）	day care
デイサービス（通所介護）	day service
累積モデル	accumulated deficit model/deficit accumulation model*

*：accumulated deficit model の日本語は，「障害蓄積モデル」または「欠損蓄積モデル」と表記され，deficits は障害や欠損と訳されていることが多い．このモデルは老年症候群や疾患が蓄積することによってフレイルの重症度が高くなり，死亡しやすくなることを示している．障害や欠損という表現ではわかりにくいため，本書では単純に「累積モデル」とした．

著者，編集者，監修者ならびに弊社は，本書に掲載する医薬品情報等の内容が，最新かつ正確な情報であるよう最善の努力を払い編集をしております．また，掲載の医薬品情報等は本書出版時点の情報等に基づいております．読者の方には，実際の診療や薬剤の使用にあたり，常に最新の添付文書等を確認され，細心の注意を払われることをお願い申し上げます．

総　論

1 | フレイルとは何か

I フレイルの概念

現在，老年医学でコンセンサスの得られているフレイルの概念は下記の通りである[1~3].

- 加齢に伴う予備能力の低下により，ストレスに対する回復力の低下した状態.
- 回復力の十分な「健常：robust」と「要介護：disability」の中間として位置付けられる（図1）.

これらは，厚生労働科学特別研究事業[2] を経て，2018 年にわが国のガイドラインに掲載されている[3].

II 国際的に確立されている概念

詳細な概念の確立には多くの課題があるが，そのうち国際的におおよそのコンセンサスが得られたもの[4] を以下に示す.
①臨床的症候群である
②予備能力の低下とストレスに対する脆弱性が特徴である
③異なる臓器病態でも共通に有効な概念である
④時代の変遷によって左右されない概念である
⑤予防可能な状態で，医療関係者は早期発見が必須である
⑥悪化と改善のいずれにも移行し得る状態で，要介護への一本道ではない
⑦適切な介入によって改善可能である
⑧要介護状態とは異なる（過渡期で共存はあり得る）
⑨人体の複数のシステム（筋骨格系，臓器機能，精神・心理系，認知機能，社会機能）に変容が及ぶ
⑩単一の分子生物学的機構で説明がつかない

III 中核的概念「ストレスに対する脆弱性」の実際

フレイルの概念の中でも中核的な位置を占めるのが，「ストレスに対する脆弱性」である．この概念の嚆矢となったのは，外科手術後の在宅復帰が，健常者に比べてフレイルを抱える患者では1/20 であったとする Makary らの報告である[5].年齢とストレスに対する脆弱性の関係について筆者の施設による検討では，80 歳以上では急性疾患による入院のストレスで ADL が低下して，退院

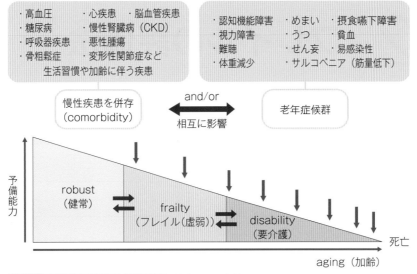

図1 高齢者に特有の健康障害（文献1より改変）

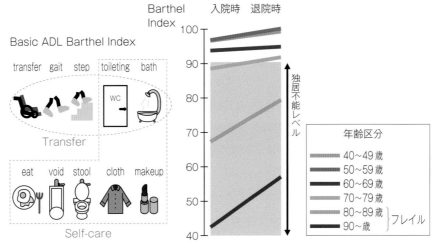

図2 入院治療でADLは改善するが，80歳以上では独居可能なレベルには回復しない

外科手術後の自宅復帰率は1/20とされる[5]．（文献6より）

時には半数以上で在宅復帰が困難となった．このことから80歳以上の多くにフレイルの存在が示唆される[6]（図2）．

（鳥羽研二）

文献

1）葛谷雅文：老年医学におけるSarcopenia & Frailtyの重要性．日老医誌 2009，46：279-285
2）鈴木隆雄：厚生労働科学特別研究 後期高齢者の保健事業のあり方に関する研究，2015
3）厚生労働省保険局高齢者医療課：高齢者の特性を踏まえた保健事業ガイドライン，2018
4）Rodríguez-Mañas L, et al：Searching for an operational definition of frailty：a Delphi method based consensus statement：the frailty operative definition-consensus conference project. J Gerontol A Biol Sci Med Sci 2013，68：62-67
5）Makary MA, et al：Frailty as a predictor of surgical outcomes in older patients. J Am Coll Surg 2010，210：901-908
6）鳥羽研二：健康寿命を損なう共通の道．東京都健康長寿医療センターホームページ，https://www.tmghig.jp/about/hiketsu/4-michi/（2022年5月閲覧）

2 | フレイルの評価法

　フレイルの評価法は世界的に統一されていないため，目的や使えるリソースに応じて選択することが推奨される．本項では主たる評価法のみ概説する．

I 質問形式での評価法

（1）簡易フレイル・インデックス

　Yamada，Arai によって考案された簡易フレイル・インデックス（表 1）は，5 つの項目からなり，特別な機器なしで短時間での評価が可能であり，地域や外来で用いるツールとして有用である[1]．3 点以上をフレイル，1～2 点を健常者とフレイルの中間としてプレフレイル，0 点を健常と評価する．

（2）基本チェックリスト

　地域におけるフレイルの高齢者を同定するためにわが国で導入された基本チェックリストは，要介護状態や死亡などの予測力に優れたフレイルの評価法である（表 2）．25 の質問からなるこの評価ツールは，ADL，運動機能，栄養状態，口腔機能，閉じこもり，認知機能，うつという 7 つのドメインから構成されており，包括的なフレイル評価に適しているといえる．8 点以上をフレイル，4～7 点をプレフレイル，0～3 点を健常と評価する．

（3）FRAIL scale

　International Association of Nutrition and Ageing（IANA）により提唱された自記式スクリーニング法で，5 つの項目（Fatigue，Resistance，Aerobic，Illnesses，Loss of weight）の頭文字をとって FRAIL としている[2]（表 3）．fatigue は，過去 4 週間のうち，どの程度の時間，疲れを感じたかを尋ね，「いつも」「ほとんど」の回答で 1 点とする．resistance は，休まず，補助具なしで 10 段の階段を一人で上るのが困難かどうかを尋ね，aerobic は，補助具なしで数百 m を一人で歩くのが困難かどうかを尋ね，それぞれ「はい」の回答を 1 点として評価する．illnesses は，11 の疾病のうち，5 つ以上の疾病があると回答した人を 1 点とする．loss of weight は，自己申告で過去 12 ヵ月以内に 5% 以上の体重減少があった回答者を 1 点とする．3 点以上をフレイル，1～2 点をプレフレイル，0 点を健常と評価する．

II 機能検査を伴う評価法

（1）Cardiovascular Health Study（CHS）による基準の日本版（J-CHS 基準）[3, 4]

　世界的に汎用されている Fried の 5 つの表現型に基づき作成されたフレイル診断基準（CHS 基準）[5] の日本版（J-CHS 基準）がわが国で最もよく使用されており，これを表 4 に示す[3, 4]．ここに

表1 簡易フレイル・インデックス (文献1より作成)

質問事項	回答
1. 6ヵ月間で2kg以上の体重減少がありましたか	はいで1点
2. 以前に比べて歩く速度が遅くなってきたと思いますか	はいで1点
3. ウォーキング等の運動を週に1回以上していますか	いいえで1点
4. 5分前のことが思い出せますか	いいえで1点
5. (ここ2週間) わけもなく疲れたような感じがする	はいで1点

〈判定基準〉
3点以上：フレイル，1〜2点：プレフレイル，0点：健常

表2 基本チェックリスト

No.	質問項目	回答 (いずれかに○をお付け下さい)		
1	バスや電車で1人で外出していますか	0. はい	1. いいえ	生活機能全般 10点以上でリスクあり
2	日用品の買い物をしていますか	0. はい	1. いいえ	ADL
3	預貯金の出し入れをしていますか	0. はい	1. いいえ	
4	友人の家を訪ねていますか	0. はい	1. いいえ	
5	家族や友人の相談にのっていますか	0. はい	1. いいえ	
6	階段を手すりや壁をつたわらずに昇っていますか	0. はい	1. いいえ	運動機能 3点以上でリスクあり
7	椅子に座った状態から何もつかまらずに立ち上がっていますか	0. はい	1. いいえ	
8	15分くらい続けて歩いていますか	0. はい	1. いいえ	
9	この1年間に転んだことがありますか	1. はい	0. いいえ	
10	転倒に対する不安は大きいですか	1. はい	0. いいえ	
11	6ヵ月間で2〜3kg以上の体重減少がありましたか	1. はい	0. いいえ	栄養状態 2点の場合リスクあり
12	身長 cm 体重 kg (BMI=)注			
13	半年前に比べて固いものが食べにくくなりましたか	1. はい	0. いいえ	口腔機能 2点以上でリスクあり
14	お茶や汁物等でむせることがありますか	1. はい	0. いいえ	
15	口の渇きが気になりますか	1. はい	0. いいえ	
16	週に1回以上は外出していますか	0. はい	1. いいえ	閉じこもり 16が「いいえ」でリスクあり
17	昨年と比べて外出の回数が減っていますか	1. はい	0. いいえ	
18	周りの人から「いつも同じ事を聞く」などの物忘れがあると言われますか	1. はい	0. いいえ	認知機能 1点以上でリスクあり
19	自分で電話番号を調べて，電話をかけることをしていますか	0. はい	1. いいえ	
20	今日が何月何日かわからない時がありますか	1. はい	0. いいえ	
21	(ここ2週間) 毎日の生活に充実感がない	1. はい	0. いいえ	うつ 1点以上でリスクあり
22	(ここ2週間) これまで楽しんでやれていたことが楽しめなくなった	1. はい	0. いいえ	
23	(ここ2週間) 以前は楽にできていたことが今ではおっくうに感じられる	1. はい	0. いいえ	
24	(ここ2週間) 自分が役に立つ人間だと思えない	1. はい	0. いいえ	
25	(ここ2週間) わけもなく疲れたような感じがする	1. はい	0. いいえ	

〈判定基準〉
8点以上：フレイル，4〜7点：プレフレイル，0〜3点：健常
注：BMI=体重 (kg) ÷身長 (m) ÷身長 (m) が18.5未満の場合に該当とする.

表3　FRAIL scale（文献2より）

項目	評価基準
Fatigue	過去4週間のうち，どの程度の時間，疲れを感じたか →「いつも」「ほとんど」と回答した場合を1点，そうでなければ0点
Resistance	休まず，補助具なしで10段の階段を一人で上るのが困難かどうか →「はい」と回答した場合を1点，そうでなければ0点
Aerobic	補助具なしで数百mを一人で歩くのが困難かどうか →「はい」と回答した場合を1点，そうでなければ0点
Illnesses	11の疾病のうち，5つ以上の疾病があるか →あれば1点，なければ0点
Loss of weight	（自己申告で）過去12ヵ月以内に5%以上の体重減少があったか →あった場合を1点，それ以外は0点

〈判定基準〉
3点以上：フレイル，1〜2点：プレフレイル，0点：健常

表4　J-CHS基準（文献3，4より）

項目	評価基準
1．体重減少	6ヵ月で2kg以上の（意図しない）体重減少 →体重減少があれば1点，なければ0点
2．筋力低下	握力：男性＜28kg，女性＜18kg →握力低下があれば1点，なければ0点
3．疲労感	（ここ2週間）わけもなく疲れたような感じがする →持続する疲労感があれば1点，なければ0点
4．歩行速度	通常歩行速度＜1.0m/秒 →歩行速度低下があれば1点，なければ0点
5．身体活動	①軽い運動・体操をしていますか？ ②定期的な運動・スポーツをしていますか？ →上記の2つのいずれも「週に1回もしていない」と回答すれば1点，それ以外は0点

〈判定基準〉
3点以上：フレイル，1〜2点：プレフレイル，0点：健常

示す5項目のうち，3点以上でフレイル，1〜2点はプレフレイル，0点は健常と診断される．なお，J-CHS基準による診断は，身体的フレイルの評価法としては適しているが，精神・心理的，社会的側面の評価が含まれていないという問題点がある．

(2) Edmonton Frail Scale（EFS）

認知機能，入院歴，健康観，身体機能，援助者，5剤以上の服薬，服薬忘れ，体重減少，うつ，失禁，運動機能といった11項目を聞き取り法で評価し（0〜17点），フレイルを判定する．EFSには，認知機能評価としての時計描画テストと，身体機能評価としてのTimed Up and Go test（TUG）が含まれる．

(3) Tilburg Frailty Indicator（TFI）

性別，年齢，婚姻状況，出身国，教育歴，収入，全体的な健康観，疾病，1年間のイベント，居住環境，身体的要素（身体的健康，体重減少，歩行，バランス，聴力，視力，握力，疲労），精神・

心理的要素（記憶，うつ，不安，適応），社会的要素（独居，孤独，他者からの支援）といった25項目を質問票で回答し，フレイルの要素を検討する．

(4) Groningen Frailty Indicator（GFI）

　日常活動（買い物，外出，更衣，トイレ移動），健康問題（身体的な健康，視力，聴力，体重減少，4剤以上の服薬，記憶），心理機能（空虚感，孤独，見捨てられ感，落胆，不安）といった3ドメイン，15項目を検討し，4項目以上問題を抱えている場合，フレイルと判定する．

Ⅲ accumulated deficit model（累積モデル）

(1) Frailty Index（FI）

　Mitnitski らは，健康維持・増進に関わるさまざまな因子の累積がフレイルを反映するという考えに基づき，Frailty Index（FI）という指標を考案した[6]．包括的な因子（30〜70項目ほどの評価項目を作成し，症候，疾病，身体機能障害，検査異常などを含める）の存在をカウントし，FIを計算する．このモデルは項目ごとに重みづけすることはなく，例えば合計40項目の評価で10項目が該当するなら，FIは10/40 = 0.25となる．この評価項目の中にはADL障害や認知機能障害に加え，慢性疾患などの疾病も含まれる．このように連続的に集積度を数値化して評価することは，大規模なデータベース分析などに活用される．

Ⅳ Clinical Frailty Scale（CFS）

　CFSは Rockwood らによって考案された frailty の尺度である[7]．高齢者の健康情報をもとに，主として医師，看護師による臨床的判断で9段階のカテゴリーに分類する（表5）．分類に際しては，高齢者の動きを観察し，習慣的な身体活動や能力について質問し，入浴，着替え，家事，階上への移動，一人での外出，買い物，金銭管理，服薬，食事の準備などを高齢者が自立して行うことができるかどうかといった情報をもとに評価する．特殊な計測を必要とせず，シルエットイメージが付記されているため，評価にさほど時間を要さない．簡便であり，外来や入院患者などに対して多くの場面で利用できる評価法である．CFSにおいては，そのスコアが5以上の人は虚弱とみなされる．

　なお，CFSにおける frailty の意味については，日本老年医学会が提唱している「フレイル」とは意味が異なるため，注意が必要である．そのため表5に示すように，訳語としては「フレイル」ではなく，「虚弱」が使われている[8]．CFSを日本語で使用する場合には，「臨床虚弱尺度」として使用することとする．

（荒井秀典）

表5 臨床虚弱尺度（日本老年医学会訳）（文献 7, 8 より作成）

	1. 非常に健常である 頑健，活動的，精力的，意欲的な人々である．これらの人々は通常，定期的に運動を行っている．同年代の中では，最も健常である．
	2. 健常 活動性の疾患の症状はないものの，カテゴリー1ほど健常ではない．季節等によっては運動をしたり非常に活発だったりする．
	3. 健康管理されている 時に症状を訴えることがあっても，医学的な問題はよく管理されている．日常生活での歩行以上の運動を普段は行わない．
	4. ごく軽度の虚弱 自立からの移行の初期段階である．日常生活で介護は必要ないが，症状により活動性が制限される．よく「動作が鈍くなった」とか，日中から疲れていると訴える．
	5. 軽度の虚弱 これらの人々は，動作が明らかに鈍くなり，高度なIADL（手段的日常生活活動）（金銭管理，交通機関の利用，重い家事）では介助が必要となる．軽度の虚弱のために，買い物や1人で外出すること，食事の準備，服薬管理が徐々に障害され，軽い家事もできなくなり始めるのが特徴である．
	6. 中等度の虚弱 屋外でのすべての活動や家事では介護が必要である．屋内でも階段で問題が生じ，入浴では介護が必要である．着替えにもわずかな介助（声掛け，見守り）が必要となることがある．
	7. 重度の虚弱 どのような原因であれ（身体的あるいは知的な），身の回りのケアについて完全に要介護状態である．そのような状態であっても，状態は安定しており（6ヵ月以内で）死亡するリスクは高くない．
	8. 非常に重度の虚弱 完全に要介護状態であり，人生の最終段階が近づいている．典型的には，軽度な疾患からでさえ回復できない可能性がある．
	9. 人生の最終段階 死期が近づいている．高度の虚弱にみえなくても，余命が6ヵ月未満であればこのカテゴリーに入る（人生の最終段階にあっても多くの人は死の間際まで運動ができる）．

〈認知症のある人々の虚弱のスコア化〉

虚弱の程度は，認知症の程度に対応する．

直近の出来事そのものは記憶しているが，出来事の詳細を忘れていること，同じ質問，同じ話を繰り返すこと，社会から引きこもることが軽度の認知症の一般的な症状である．

中等度の認知症では，過去の生活上の出来事をよく記憶しているようにみえるにもかかわらず，短期記憶は非常に低下している．促せば，自分のことはできる．

高度の認知症では，援助なしで自分のことができない．

非常に高度の認知症では，しばしば寝たきりとなる．多くがほとんど発語もなくなる．

Clinical Frailty Scale © 2005-2020 Rockwood, Version 2.0(JA). All rights reserved.
For permission: www.geriatricmedicineresearch.ca
Translated with permission to Japanese by the Japan Geriatrics Society, Tokyo, 2021.
Rockwood K, et al：A global clinical measure of fitness and frailty in elderly people. CMAJ 2005, 173：489-495

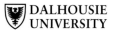

文献

1) Yamada M, et al：Predictive value of frailty scores for healthy life expectancy in community-dwelling older Japanese adults. J Am Med Dir Assoc 2015, 16：1002.e7-11

2) Morley JE, et al：A simple frailty questionnaire（FRAIL）predicts outcomes in middle aged African Americans. J Nutr Health Aging 2012, 16：601-608

3) Satake S, et al：The revised Japanese version of the Cardiovascular Health Study criteria (revised J-CHS criteria). Geriatr Gerontol Int 2020, 20：992-993

4) 国立長寿医療研究センター，東浦町：健康長寿教室テキスト，第2版，2020，p.2

5) Fried LP, et al：Frailty in older adults：evidence for a phenotype. J Gerontol A Biol Sci Med Sci 2001, 56：M146-M156

6) Mitnitski AB, et al：Accumulation of deficits as a proxy measure of aging. ScientificWorldJournal 2001, 1：323-336

7) Rockwood K, et al：A global clinical measure of fitness and frailty in elderly people. CMAJ 2005, 173：489-495

8) 日本老年医学会：CLINICAL FRAILTY SCALE－JAPANESE 臨床虚弱尺度. https://jpn-geriat-soc.or.jp/tool/pdf/tool_14.pdf

3 | フレイル対策としての運動療法

I 運動療法とフレイル発症予防

メタ解析によると，高齢者における運動療法と栄養補給，運動療法と栄養指導との併用，運動療法単独は，フレイルの発症をそれぞれ38%，31%，37%減少させるとしている[1]（表1）．

II フレイル対策としての運動療法

フレイル対策として以下の運動を行う．

（1）身体活動量を増やす

座位の時間を短くするように指導する．有酸素運動の一つとして，歩行も重要である．

中等度以上（3 Mets以上）の身体活動を1日40分以上または連続した身体活動を10分（週70分）以上行うことでフレイルの発症が減少する[2]．歩数が1,000歩増えるごとにフレイルのリスクは15〜26%減少する[3]．

（2）レジスタンス運動

負荷をかけて筋力トレーニングを行う．

メタ解析では，高強度のレジスタンス運動は除脂肪量を1.1 kg増加させるとしている[4]．必ずしも高強度でなくても，軽度〜中等度の強度で十分な仕事量が得られれば効果がある．

フレイルの高齢者に対するレジスタンス運動は筋力，歩行速度，身体能力を改善させる[5]．少なくとも週2回以上行うことが大切である．市区町村の運動教室，ジム，太極拳，ヨガなどや通いの場を利用する．要介護認定がある場合は介護保険制度のデイケアなどを利用する．

（3）多要素の運動

多要素の運動は，柔軟性運動（ストレッチ），軽度のレジスタンス運動から始め，徐々に有酸素運動，バランス運動を組み合わせ，レジスタンス運動の強度を高めていく運動である（図1）．

多要素の運動は，フレイルまたはプレフレイルの高齢者の筋力，歩行速度，身体能力，バランス能力を改善させるために推奨される[5]．また，フレイルの高齢者のADL，フレイル指標，認知機能，心理，社会ネットワークなどを改善する[6]．基礎の骨格筋のタンパク質の合成を介して骨格筋量を増やすことも報告されている[7]．

（荒木　厚）

文献

1) Macdonald SH, et al：Primary care interventions to address physical frailty among community-dwelling adults aged 60 years or older：a meta-analysis. PLoS One 2020, 15：e0228821

表1 高齢者の運動療法と栄養補給，運動療法と栄養指導との併用，運動療法単独はフレイルの頻度を低下させる（文献1より作成）

研究	OR（95%CI）
運動療法と栄養補給	
Kim, et al. 2015	0.62（0.39～0.98）
Ng, et al. 2015	0.62（0.45～0.83）
subtotal（95%CI）	**0.62（0.48～0.79）**
運動療法と栄養指導との併用	
Serra-Prat, et al. 2017	0.32（0.09～1.10）
Seino, et al. 2017	0.47（0.18～1.22）
Tarazona, et al. 2016	0.69（0.57～0.83）
Luger, et al. 2016	0.85（0.53～1.36）
subtotal（95%CI）	**0.69（0.58～0.82）**
運動療法単独	
Chen, et al. 2019	0.33（0.01～7.90）
Cesari, et al. 2015	0.51（0.31～0.83）
Kim, et al. 2015	0.71（0.46～1.08）
Nagai, et al. 2018	0.74（0.34～1.61）
subtotal（95%CI）	**0.63（0.47～0.84）**

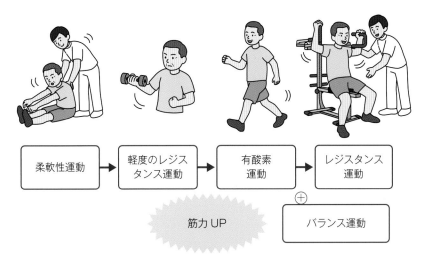

図1 フレイルの高齢者に対する多要素の運動

2）Chen S, et al：Associations of objectively measured patterns of sedentary behavior and physical activity with frailty status screened by the frail scale in Japanese community-dwelling older adults. J Sports Sci Med 2020, 19：166-174

3）Watanabe D, et al：Objectively measured daily step counts and prevalence of frailty in 3,616 older adults. J Am Geriatr Soc 2020, 68：2310-2318

4）Singh NA, et al：Effects of high-intensity progressive resistance training and targeted multidisciplinary treatment of frailty on mortality and nursing home admissions after hip fracture：a randomized controlled trial. J Am Med Dir Assoc 2012, 13：24-30

5) Jadczak AD, et al：Effectiveness of exercise interventions on physical function in community-dwelling frail older people：an umbrella review of systematic reviews. JBI Database System Rev Implement Rep 2018, 16：752-775

6) Tarazona-Santabalbina FJ, et al：A multicomponent exercise intervention that reverses frailty and improves cognition, emotion, and social networking in the community-dwelling frail elderly：a randomized clinical trial. J Am Med Dir Assoc 2016, 17：426-433

7) Villareal DT, et al：Regular multicomponent exercise increases physical fitness and muscle protein anabolism in frail, obese, older adults. Obesity (Silver Spring) 2011, 19：312-318

4 ｜ フレイル対策としての食事療法

Ⅰ 食事療法とフレイル発症予防

　メタ解析では，食事療法は運動療法と併用することで，フレイルの予防効果がみられるとしている[1]．

Ⅱ フレイル対策としての食事療法

（1）適正なエネルギー量を摂取する

　30 kcal/kg 体重／日を目安として，栄養状態，身体活動レベル，疾患，忍容性によって個別に調整する［European Society for Clinical Nutrition and Metabolism（ESPEN）2019][2]．

（2）十分なタンパク質を摂取する

　高齢者の筋肉の量と機能を維持するために，少なくとも 1.0 g/kg 体重／日のタンパク質摂取を推奨する（ESPEN 2019）[2]．低栄養，重症疾患の患者や，レジスタンス運動を行う場合は，さらに多くのタンパク質を摂取する．

　メタ解析では，高齢者のタンパク質の高摂取はフレイル発症リスクの低下と関連するとしている[3,4]（表1）．フレイルの高齢者にタンパク質を補給すると，骨格筋量と歩行速度が改善する[5]．

　メタ解析では，アジア人でフレイルをもつ人が運動療法とタンパク質の補給を併用すると，下肢筋力が改善したとしている[6]．魚，大豆製品，肉，牛乳などがタンパク質の多い食品である．

（3）十分なビタミン（D，B群）を摂取する

　メタ解析では，フレイル，プレフレイルの高齢者では血中 25-(OH) ビタミンD 濃度が低下している[7]．ビタミン A，D，C，E，B_6，葉酸の摂取不足はフレイルの発症と関連する[8,9]．魚，緑黄色野菜が摂取不足にならないように指導する．

（4）食品摂取の多様性を高くする

　食品摂取の多様性は，10種類の食品を毎日摂取しているかを点数化して評価する（Dietary Variety Score：DVS）[10]（表2）．食品摂取の多様性が減少（DVSで4点以下）すると，フレイルの頻度は2.26倍となる[11]．表2に示す食品の少なくとも5種類以上を摂取することでフレイル予防になる可能性がある．

（5）健康的な食事パターンを勧める

　メタ解析では，65歳以上の高齢者における野菜，果物，全粒穀物が多い健康的な食事パターンはフレイル発症リスクの減少と関連するとしている[12]（表3）．地中海式食事の順守も同様に，フレイル発症リスクの減少と関連する[13]．

表1 タンパク質の高摂取はフレイル発症リスクの低下と関連する（文献3より作成）

研究	OR（95%CI）
4つの横断研究のメタ解析①	
Kobayashi, et al. 2013	0.63（0.45〜0.87）
Nanri, et al. 2018（men）	0.78（0.62〜0.99）
Nanri, et al. 2018（women）	0.71（0.57〜0.88）
Rahi, et al. 2016	0.40（0.23〜0.71）
total（95%CI）	**0.67（0.56〜0.82）**
4つの横断研究のメタ解析②	
Kobayashi, et al. 2017	0.60（0.46〜0.77）
Nanri, et al. 2018（men）	0.78（0.62〜0.99）
Nanri, et al. 2018（women）	0.71（0.57〜0.88）
Rahi, et al. 2016	0.40（0.23〜0.71）
total（95%CI）	**0.66（0.54〜0.80）**

表2 食品摂取の多様性スコア（Dietary Variety Score：DVS）
（文献10より作成）

1. 肉	点	6. 緑黄色野菜	点
2. 魚介類	点	7. 海藻類	点
3. 卵	点	8. いも	点
4. 大豆・大豆製品	点	9. 果物	点
5. 牛乳	点	10. 油を使った料理	点
		あなたの点数は？	点

最近1週間のうち，該当する食品をほぼ毎日食べる場合は「1点」，そうでない場合は「0点」で合計点を算出する．DVSが5点以上になるように摂取することでフレイル予防になる可能性がある．

（6）体重が減少した場合は骨格筋量の減少に注意する

　食事療法だけで減量すると骨格筋量が減少する恐れがあるので，運動療法を併用することが大切である[14]．

（荒木　厚）

文献

1) Jadczak AD, et al：Effectiveness of exercise interventions on physical function in community-dwelling frail older people：an umbrella review of systematic reviews. JBI Database System Rev Implement Rep 2018, 16：752-775
2) Volkert D, et al：ESPEN guideline on clinical nutrition and hydration in geriatrics. Clin Nutr 2019, 38：10-47
3) Coelho-Júnior HJ, et al：Low protein intake is associated with frailty in older adults：a systematic review and meta-analysis of observational studies. Nutrients 2018, 10：1334
4) Coelho-Júnior HJ, et al：Relative protein intake and physical function in older adults：a systematic review and meta-analysis of observational studies. Nutrients 2018, 10：1330

■表3 健康的な食事パターンとフレイル（文献 12 より作成）

研究	OR（95%CI）
46 歳以上	
León-Muñoz, et al. 2014	0.48（0.30〜0.77）
Veronese, et al. 2018	0.71（0.50〜1.00）
de Haas, et al. 2018	1.09（1.05〜1.14）
de Haas, et al. 2018	1.28（1.23〜1.34）
subtotal（I^2 = 94.5%, P = 0.000）	1.01（0.85〜1.19）
65 歳以上	
Talegawkar, et al. 2012	0.30（0.14〜0.65）
Bollwein, et al. 2013	0.19（0.05〜0.77）
Shikany, et al. 2014	0.67（0.37〜1.22）
Shikany, et al. 2014	0.44（0.30〜0.64）
Rahi, et al. 2018	0.32（0.14〜0.73）
Ntanasi, et al. 2018	0.36（0.16〜0.82）
Lo, et al. 2017	0.12（0.02〜0.74）
subtotal（I^2 = 10.7%, P = 0.348）	0.40（0.30〜0.54）
overall（I^2 = 92.1%, P = 0.000）	0.69（0.57〜0.84）

野菜，果物，全粒穀類が多い健康的な食事パターンでは，65 歳以上のフレイルの頻度が 60% 減少している．

5）　Park Y, et al：Protein supplementation improves muscle mass and physical performance in undernourished prefrail and frail elderly subjects：a randomized, double-blind, placebo-controlled trial. Am J Clin Nutr 2018, 108：1026-1033

6）　Li L, et al：Effects of protein supplementation and exercise on delaying sarcopenia in healthy older individuals in Asian and non-Asian countries：a systematic review and meta-analysis. Food Chem X 2022, 13：100210

7）　Marcos-Pérez D, et al：Low vitamin D levels and frailty status in older adults：a systematic review and meta-analysis. Nutrients 2020, 12：2286

8）　Bartali B, et al：Low nutrient intake is an essential component of frailty in older persons. J Gerontol A Biol Sci Med Sci 2006, 61：589-593

9）　Balboa-Castillo T, et al：Low vitamin intake is associated with risk of frailty in older adults. Age Ageing 2018, 47：872-879

10）　熊谷　修 他：地域在宅高齢者における食品摂取の多様性と高次生活機能低下の関連. 日公衛誌 2003, 50：1117-1124

11）　Hayakawa M, et al：Low dietary variety and diabetes mellitus are associated with frailty among community-dwelling older Japanese adults：a cross-sectional study. Nutrients 2021, 13：641.

12）　Rashidi Pour Fard N, et al：Dietary patterns and frailty：a systematic review and meta-analysis. Nutr Rev 2019, 77：498-513

13）　Wang Y, et al：Adherence to the mediterranean diet and the risk of frailty in old people：a systematic review and meta-analysis. J Nutr Health Aging 2018, 22：613-618

14）　Villareal DT, et al：Weight loss, exercise, or both and physical function in obese older adults. N Engl J Med 2011, 364：1218-1229

5 | サルコペニア，ロコモティブシンドローム，カヘキシア

I｜サルコペニア

　サルコペニアは，高齢期にみられる骨格筋量の低下と，筋力もしくは身体機能（歩行速度など）の低下と定義される．

（1）Asian Working Group for Sarcopenia（AWGS）2019 のサルコペニア診断基準[1]（図 1）

　一般診療所では，下腿周囲長や SARC-F（Strength，Assistance walking，Rising from a chair，Climbing stairs，Falls）の質問票でサルコペニア疑い例を抽出し，握力低下または 5 回椅子立ち上がりテストの時間の延長があれば，サルコペニアの可能性ありとする．この段階から食事や運動などのサルコペニアへの対策が可能である．

　病院などの医療施設では，筋力，身体機能，骨格筋量を測定し，サルコペニアまたは重症サルコペニアと診断する．

（2）SARC-F の質問票（表 1）

　荷物の持ち運び，部屋の移動，椅子またはベッドからの移動，階段上り，転倒歴の 5 問からなる．また，SARC-F に下腿周囲長を加えた SARC-CalF がある．SARC-F で 4 点以上，SARC-CalF で 11 点以上の場合，サルコペニア疑い例を抽出できる．

（3）骨格筋量，握力，身体機能の測定

a．骨格筋量の評価

　DXA（Dual-energy X-ray Absorptiometry）法と BIA（Bioelectrical Impedance Analysis）法がある．いずれも四肢の骨格筋量（appendicular skeletal muscle mass）を身長の 2 乗で割った Appendicular Skeletal Muscle Index（ASMI）で表すが，測定法によって判定基準が異なる（図 1）．

b．筋力（握力）の測定

　スメドレー式握力計を用いる．アナログとデジタルの握力計があり，デジタル握力計は 0.1 kg 単位まで正確に評価ができる．直立姿勢で握力計を握り，人差し指の第 2 関節が 90°になるように調整し，腕を自然に下げた状態で測定する．測定する際に握力計を振り回したり，衣類や身体に付けたりした場合は測定不可とする．右，左，右，左の順に必ず左右交互に行い，1 人のみで測定する場合は，1 回目と 2 回目の間に休憩を挟む．男性で 28 kg 未満，女性で 18 kg 未満の場合にはサルコペニアの可能性ありと判定する（図 1）．

c．身体機能検査

1）5 回椅子立ち上がりテスト：両腕を胸の前で組み，できる限り早く，椅子から 5 回立ち上がってもらう．12 秒以上かかる場合には，サルコペニアの可能性ありと判定する（図 1）．

2）歩行速度検査：6 m の歩行速度を測定する．AWGS2019 基準では，1.0 m/s がカットオフ値で

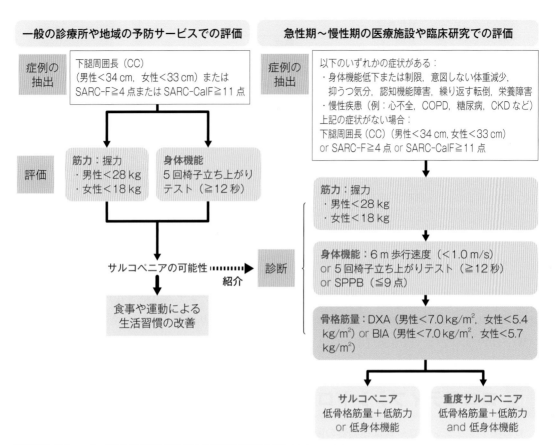

図1 サルコペニア診断基準 2019（AWGS2019）（文献1より）

一般の診療所や地域の予防サービスでの評価

症例の抽出：下腿周囲長（CC）（男性＜34 cm，女性＜33 cm）またはSARC-F≧4点またはSARC-CalF≧11点

評価：
筋力：握力
・男性＜28 kg
・女性＜18 kg

身体機能
5回椅子立ち上がりテスト（≧12秒）

サルコペニアの可能性 ┄┄► 紹介

食事や運動による生活習慣の改善

急性期～慢性期の医療施設や臨床研究での評価

症例の抽出：
以下のいずれかの症状がある：
・身体機能低下または制限，意図しない体重減少，抑うつ気分，認知機能障害，繰り返す転倒，栄養障害
・慢性疾患（例：心不全，COPD，糖尿病，CKD など）
上記の症状がない場合：
下腿周囲長（CC）（男性＜34 cm，女性＜33 cm）
or SARC-F≧4点 or SARC-CalF≧11点

筋力：握力
・男性＜28 kg
・女性＜18 kg

身体機能：6 m歩行速度（＜1.0 m/s）
or 5回椅子立ち上がりテスト（≧12秒）
or SPPB（≦9点）

骨格筋量：DXA（男性＜7.0 kg/m²，女性＜5.4 kg/m²）or BIA（男性＜7.0 kg/m²，女性＜5.7 kg/m²）

診断

サルコペニア
低骨格筋量＋低筋力
or 低身体機能

重度サルコペニア
低骨格筋量＋低筋力
and 低身体機能

表1 サルコペニアのスクリーニングのための質問票（SARC-F と SARC-CalF）（文献7より作成）

	0点	1点	2点	10点
4, 5 kgの荷物の持ち運びはどの程度困難ですか？	全く困難ではない	いくらか困難	非常に困難/できない	
部屋の端から端までの歩行移動はどの程度困難ですか？	全く困難ではない	いくらか困難	非常に困難/できない	
椅子やベッドからの移動はどの程度困難ですか？	全く困難ではない	いくらか困難	非常に困難/できない	
階段を10段上ることはどの程度困難ですか？	全く困難ではない	いくらか困難	非常に困難/できない	
過去1年で何度転倒しましたか？	なし	1～3回	4回以上	
下腿周囲長は？（SARC-CalF）	男性：34 cm 以上 女性：33 cm 以上			男性：34 cm 未満 女性：33 cm 未満

SARC-F で4点以上，SARC-CalF で11点以上の場合，サルコペニア疑い例を抽出できる．

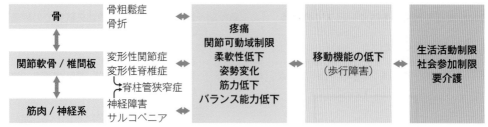

図2 ロコモティブシンドロームの概念

ロコモティブシンドローム（略称：ロコモ，和名：運動器症候群）とは，2007年に日本整形外科学会が提唱した概念であり，運動器の障害のために移動機能の低下をきたした状態である．骨，関節，軟骨，椎間板，筋肉といった運動器のいずれか，あるいは複数に障害が起こり，「立つ」「歩く」といった機能が低下している状態を指す．進行すると日常生活にも支障をきたす．（文献8より作成）

ある．「横断歩道を渡りきれない」は歩行速度の低下を示す．

3) short physical performance battery（SPPB）：タンデム（継ぎ足）で立てるかなどのバランステスト，歩行速度テスト，椅子からの立ち上がり時間の3つの検査で点数化する．AWGS2019基準では，12点満点中9点以下の場合，身体機能低下と判定される．

Ⅱ ロコモティブシンドローム

　ロコモティブシンドロームは運動器の障害のために移動機能の低下をきたした状態で，略称はロコモ，和名は運動器症候群という（図2）．骨，関節，軟骨，椎間板，筋肉といった運動器のいずれか，あるいは複数に障害が起こり，「立つ」，「歩く」といった機能が低下している状態であり，進行すると日常生活にも支障をきたす．

　ロコモ度テスト（図3）は「立ち上がりテスト」，「2ステップテスト」，「ロコモ25（表2）」からなる．ロコモ度テストの結果により，ロコモ度1，ロコモ度2，ロコモ度3と判定できる（図3）．

　ロコモに属する疾患の膝関節症[2]や股関節症[3]，関節リウマチ[4]，骨粗鬆症（各論A-11「骨粗鬆症とフレイル」を参照）におけるフレイルの頻度は高い．

　Research on Osteoarthritis/Osteoporosis Against Disability（ROAD）studyでロコモの頻度をみると，ロコモ度1は70.0%，ロコモ度2は24.9%であるのに対し，J-CHS基準の変法で評価したフレイルは4.5%，AWGS2014によるサルコペニアは8.7%であり，フレイル・サルコペニアのほとんどがロコモ度1に属した（図4）．ロコモ度2でみると，フレイルのほとんどはロコモ度2に含まれ，サルコペニアの79.5%がロコモ度2となった．したがって，ロコモは身体的フレイルよりも広い概念である可能性がある[5]（なお，本研究は2020年以前の旧分類による評価基準のため，新分類の「ロコモ度3」も「ロコモ度2」に一部含まれる）．

　高齢者はフレイルだけでなく，骨・関節疾患による身体機能障害も評価する必要がある．

〈ロコモ度 1〉

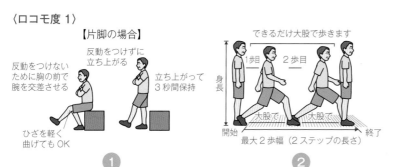

【片脚の場合】

反動をつけない
ために胸の前で
腕を交差させる

反動をつけずに
立ち上がる

立ち上がって
3 秒間保持

ひざを軽く
曲げても OK

できるだけ大股で歩きます

1 歩目　2 歩目

身長

開始　　大股で　　大股で　　終了

最大 2 歩幅（2 ステップの長さ）

①
どちらか一方の脚で 40 cm の台から立ち上がれ
ないが，両脚で 20 cm の台から立ち上がれる

②
2 ステップ値が 1.1 以上
1.3 未満

③
ロコモ 25（表 2）の結果が
7 点以上 16 点未満

【いずれか 1 つでも当てはまる場合はロコモ度 1 ！】

「ロコモ度 1」は，移動機能の低下が始まっている状態です．筋力やバランス力が落ちてきているので，ロコトレ（ロコモーショントレーニング）をはじめとする運動を習慣づける必要があります．また，十分なタンパク質とカルシウムを含んだバランスのとれた食事を摂るように気を付けましょう．

〈ロコモ度 2〉

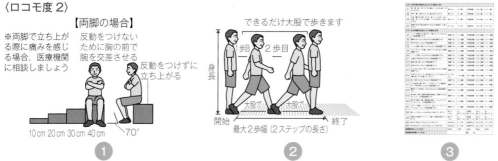

【両脚の場合】

※両脚で立ち上がる際に痛みを感じる場合，医療機関に相談しましょう

反動をつけない
ために胸の前で
腕を交差させる

反動をつけずに
立ち上がる

10 cm 20 cm 30 cm 40 cm　　70°

できるだけ大股で歩きます

1 歩目　2 歩目

身長

開始　　大股で　　大股で　　終了

最大 2 歩幅（2 ステップの長さ）

①
両脚で 20 cm の台から立ち上がれないが，
30 cm の台から立ち上がれる

②
2 ステップ値が 0.9 以上
1.1 未満

③
ロコモ 25（表 2）の結果が
16 点以上 24 点未満

【いずれか 1 つでも当てはまる場合はロコモ度 2 ！】

「ロコモ度 2」は，移動機能の低下が進行している状態です．自立した生活ができなくなるリスクが高くなっています．特に痛みを伴う場合は，何らかの運動器疾患を発症している可能性もありますので，整形外科専門医の受診をお勧めします．

〈ロコモ度 3〉

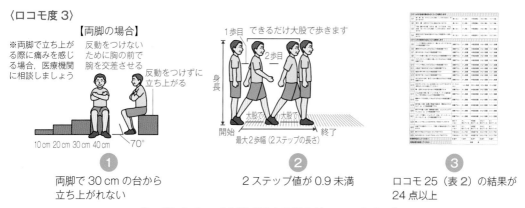

【両脚の場合】

※両脚で立ち上がる際に痛みを感じる場合，医療機関に相談しましょう

反動をつけない
ために胸の前で
腕を交差させる

反動をつけずに
立ち上がる

10 cm 20 cm 30 cm 40 cm　　70°

1 歩目　できるだけ大股で歩きます

2 歩目

身長

開始　　大股で　　大股で　　終了

最大 2 歩幅（2 ステップの長さ）

①
両脚で 30 cm の台から
立ち上がれない

②
2 ステップ値が 0.9 未満

③
ロコモ 25（表 2）の結果が
24 点以上

【いずれか 1 つでも当てはまる場合はロコモ度 3 ！】

「ロコモ度 3」は，移動機能の低下が進行し，社会参加に支障をきたしている状態です．自立した生活ができなくなるリスクが非常に高くなっています．何らかの運動器疾患の治療が必要になっている可能性がありますので，整形外科専門医による診療をお勧めします．

図3　ロコモ度テスト

患者の現在の移動機能の状態からロコモの段階を調べる．移動機能の状態は，「立ち上がりテスト」，「2 ステップテスト」，「ロコモ 25（表 2）」の各テストの結果から確認する．年齢にかかわらず，各段階の項目に 1 つでも当てはまる場合は「ロコモ度 1」，「ロコモ度 2」，「ロコモ度 3」のいずれかに判定される．（文献 8 より作成）

表2　ロコモ25（文献8より作成）

	この1ヵ月の身体の痛みなどについてお聞きします					
Q1	頚・肩・腕・手のどこかに痛み（しびれも含む）がありますか	痛くない	少し痛い	中程度痛い	かなり痛い	ひどく痛い
Q2	背中・腰・お尻のどこかに痛みがありますか	痛くない	少し痛い	中程度痛い	かなり痛い	ひどく痛い
Q3	下肢（脚の付け根，太もも，膝，ふくらはぎ，すね，足首，足）のどこかに痛み（しびれも含む）がありますか	痛くない	少し痛い	中程度痛い	かなり痛い	ひどく痛い
Q4	普段の生活で身体を動かすのはどの程度辛いと感じますか	辛くない	少し辛い	中程度辛い	かなり辛い	ひどく辛い
	この1ヵ月の普段の生活についてお聞きします					
Q5	ベッドや寝床から起きたり，横になったりするのはどの程度困難ですか	困難でない	少し困難	中程度困難	かなり困難	ひどく困難
Q6	腰掛けから立ち上がるのはどの程度困難ですか	困難でない	少し困難	中程度困難	かなり困難	ひどく困難
Q7	家の中を歩くのはどの程度困難ですか	困難でない	少し困難	中程度困難	かなり困難	ひどく困難
Q8	シャツを着たり脱いだりするのはどの程度困難ですか	困難でない	少し困難	中程度困難	かなり困難	ひどく困難
Q9	ズボンやパンツを着たり脱いだりするのはどの程度困難ですか	困難でない	少し困難	中程度困難	かなり困難	ひどく困難
Q10	トイレで用足しをするのはどの程度困難ですか	困難でない	少し困難	中程度困難	かなり困難	ひどく困難
Q11	お風呂で身体を洗うのはどの程度困難ですか	困難でない	少し困難	中程度困難	かなり困難	ひどく困難
Q12	階段の昇り降りはどの程度困難ですか	困難でない	少し困難	中程度困難	かなり困難	ひどく困難
Q13	急ぎ足で歩くのはどの程度困難ですか	困難でない	少し困難	中程度困難	かなり困難	ひどく困難
Q14	外に出かける時，身だしなみを整えるのはどの程度困難ですか	困難でない	少し困難	中程度困難	かなり困難	ひどく困難
Q15	休まずにどれくらい歩き続けることができますか（最も近いものを選んでください）	2～3km以上	1km程度	300m程度	100m程度	10m程度
Q16	隣・近所に外出するのはどの程度困難ですか	困難でない	少し困難	中程度困難	かなり困難	ひどく困難
Q17	2kg程度の買い物（1Lの牛乳パック2個程度）をして持ち帰ることはどの程度困難ですか	困難でない	少し困難	中程度困難	かなり困難	ひどく困難
Q18	電車やバスを利用して外出するのはどの程度困難ですか	困難でない	少し困難	中程度困難	かなり困難	ひどく困難
Q19	家の軽い仕事（食事の準備や後始末，簡単な片付けなど）は，どの程度困難ですか	困難でない	少し困難	中程度困難	かなり困難	ひどく困難
Q20	家のやや重い仕事（掃除機の使用，ふとんの上げ下ろしなど）は，どの程度困難ですか	困難でない	少し困難	中程度困難	かなり困難	ひどく困難
Q21	スポーツや踊り（ジョギング，水泳，ゲートボール，ダンスなど）は，どの程度困難ですか	困難でない	少し困難	中程度困難	かなり困難	ひどく困難
Q22	親しい人や友人とのお付き合いを控えていますか	控えていない	少し控えている	中程度控えている	かなり控えている	全く控えている
Q23	地域での活動やイベント，行事への参加を控えていますか	控えていない	少し控えている	中程度控えている	かなり控えている	全く控えている
Q24	家の中で転ぶのではないかと不安ですか	不安はない	少し不安	中程度不安	かなり不安	ひどく不安
Q25	先行き歩けなくなるのではないかと不安ですか	不安はない	少し不安	中程度不安	かなり不安	ひどく不安
回答数を記入してください		0点＝	1点＝	2点＝	3点＝	4点＝
回答結果を加算してください		合計　　　点				

〈ロコモ度判定方法〉
ロコモ度1：7点以上16点未満（移動機能の低下が始まっている状態）
ロコモ度2：16点以上24点未満（移動機能の低下が進行している状態）
ロコモ度3：24点以上（移動機能の低下が進行し，社会参加に支障をきたしている状態）

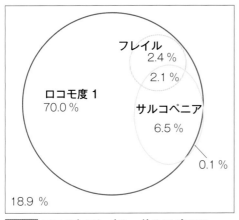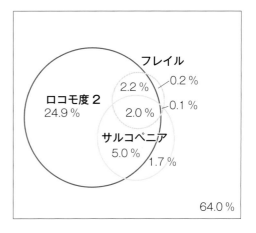

図4 ロコモとフレイル・サルコペニア

ROAD study（2012～2013 年）に参加した 963 名（男性 321 名，女性 642 名，平均年齢 72.2 歳）の検討結果を示す．（文献 5 より）

Ⅲ カヘキシア

　カヘキシアは，一般的に複合的な代謝異常により骨格筋量の低下に加えて体重減少をきたす病態を指す．カヘキシア状態に伴うサルコペニアは二次性サルコペニアとなる．強い炎症が起こり，CRP などの急性期タンパク質や炎症性サイトカインのインターロイキン-1（IL-1），TNF-α，IL-6 などが産生され，安静時のエネルギー消費量が増加する．

　骨格筋のタンパク質がアミノ酸に分解され，アミノ酸が肝臓に運ばれ，糖新生が増加し，窒素バランスは負となる．インスリン抵抗性，IGF（insulin-like growth factor）-1 の低下，グルココルチコイドの増加，ミオスタチンの増加，酸化ストレスなどが病態に関与すると考えられており，がん，関節リウマチ，心不全，外傷，感染症，褥瘡などの代謝ストレス時に起こる．進行した臓器不全などの消耗性疾患にも関与している．

　明確な定義は定まっていないが，Evans が提唱した基準があり，以下に示す[6]．

【過去 12ヵ月で体重減少 5% 以上，かつ背景となる慢性疾患あり，BMI $< 20\,\mathrm{kg/m^2}$，かつ以下の 5 項目のうち 3 項目以上該当：①筋力低下（下位 3 分位），②疲労感，③食欲低下，④低除脂肪量，⑤生化学検査の異常：炎症性マーカーの増加［CRP（$> 5.0\,\mathrm{mg/L}$）］，IL-6（$> 4.0\,\mathrm{pg/mL}$），貧血（$< 12\,\mathrm{g/dL}$），低アルブミン（$< 3.2\,\mathrm{g/dL}$）】．

（荒木　厚）

文献

1）　Chen LK, et al：Asian working group for sarcopenia：2019 consensus update on sarcopenia diagnosis and treatment. J Am Med Dir Assoc 2020, 21：300-307.e2

2）　Castell MV, et al：Osteoarthritis and frailty in elderly individuals across six European countries：results from the European Project on OSteoArthritis（EPOSA）. BMC Musculoskelet Disord 2015, 16：359

3）　Wise BL, et al：Frailty and hip osteoarthritis in men in the MrOS cohort. J Gerontol A Biol Sci Med Sci 2014, 69：602-608

4）　Gao RC, et al：Frailty in rheumatoid arthritis：a systematic review and meta-analysis. Joint Bone Spine 2022,

　89：105343

5）　Yoshimura N, et al：Prevalence and co-existence of locomotive syndrome, sarcopenia, and frailty：the third survey of Research on Osteoarthritis/Osteoporosis Against Disability（ROAD）study. J Bone Miner Metab 2019, 37：1058-1066

6）　Evans WJ, et al：Cachexia：a new definition. Clin Nutr 2008, 27：793-799

7）　Ida S, et al：Development of a Japanese version of the SARC-F for diabetic patients：an examination of reliability and validity. Aging Clin Exp Res 2017, 29：935-942

8）　日本整形外科学会：ロコモティブシンドローム予防啓発公式サイト ロコモオンライン，https://locomo-joa.jp/（2022 年 6 月閲覧）

社会的フレイル

▶「社会的フレイル」とはフレイルの社会的側面を意味する

　社会的フレイルについては，「身体的フレイル，精神・心理的フレイルと並び，フレイルの細分化された一つの状態」と捉える場合と，「フレイルの社会的側面」，すなわちフレイルである者の社会的特徴やフレイルに影響する社会的要因を便宜的に「社会的フレイル」と称している場合に大別される.

　後者の捉え方は，前者より理にかなっている. なぜなら，フレイルとは身体的側面のみならず，精神・心理的側面，社会的側面を含む包括的な概念である. フレイルを細分化して「社会的フレイル」という狭義の定義付けを行うことは，概念の包括性を損ない，各側面の相互連関を見逃すことにつながる.

　Gobbens らは身体的，心理的，社会的フレイルが相互に影響し合いながら負の健康アウトカムに至るモデルとして "integral conceptual model of frailty" を提唱している[1]（図 1）. 例えば，引退や転居による社会参加・交流の減少を社会的フレイルとして，負の循環の起点と位置付けることにより，閉じこもりがちになり，その後，心身機能が低下することは容易に想定される. 一方で，社会参加・交流の機会に恵まれていても偏った食生活による低栄養，疼痛などによる運動不足，疾病や入院などの理由で身体的フレイルとなり，社会参加・交流が阻害され社会的フレイルに陥る場合もある. 疾病や外傷の治癒やリハビリテーションによって身体的フレイルが改善することにより，抑うつが軽減し，社会参加が促進されることも珍しくない.

　フレイルの予防・改善を目指す介入プログラムにおいても，複合プログラムが推奨される. プログラムのコンテンツは，身体的側面のみならず，グループワークや参加者間の仲間づくりといった精神・心理的側面，社会的側面の相乗効果も期待するものであり，それらの 3 つの側面の効果を完全に分解することは困難である[2].

▶「高齢者の保健事業と介護予防の一体的な実施」がフレイル対策にもたらすもの

　地域包括ケアシステムと連動する事業として，2020 年 4 月から「高齢者の保健事業と介護予防の一体的な実施」が開始された[3]. 同事業においては，従来の特定健診の「標準的な質問票」に代わるものとして，75 歳以上の高齢者が受ける健診において「後期高齢者の質問票」が用いられる. この 15 項目の質問票は，ソーシャルサポート，社会参加をはじめ，フレイルの社会的側面についての項目を含んでおり，日常診療の場においても，この質問票を用いて生活・健康状態を評価できるよう検討されている. かかりつけ医により社会参加を促すなどの指導・助言につながることが期待される（詳細は，総論 6「後期高齢者の質問票の活用法」を参照）.

（藤原佳典）

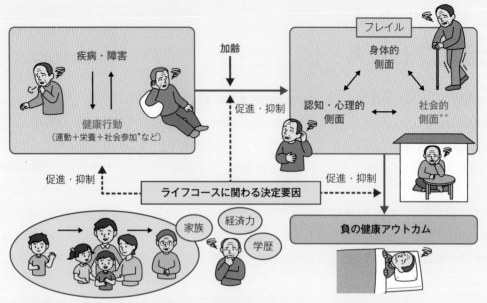

*：本人にとって望ましい社会参加（＝社会活動，社会関係）
**：社会的側面＝社会活動，社会関係，社会環境

図1 "integral conceptual model of frailty" に基づくフレイルを取り巻くメカニズム
（文献1を参考に，東京都健康長寿医療センター研究所 桜井良太，藤原佳典が順次改変し作成）

文献

1) Gobbens RJ, et al：Towards an integral conceptual model of frailty. J Nutr Health Aging 2010, 14：175-181
2) Seino S, et al：Effects of a multifactorial intervention comprising resistance exercise, nutritional and psychosocial programs on frailty and functional health in community-dwelling older adults：a randomized, controlled, cross-over trial. Geriatr Gerontol Int 2017, 17：2034-2045
3) 厚生労働省保険局高齢者医療課：高齢者の保健事業と介護予防の一体的な実施の推進に向けたプログラム検討のための実務者検討班報告書. https://www.mhlw.go.jp/stf/shingi2/0000106699_00012.html（2022年5月閲覧）

6 | 後期高齢者の質問票の活用法

I 後期高齢者の質問票

後期高齢者の健診で使用される質問票[1]（表1）には，フレイルに関連した質問が多く含まれている.

II 後期高齢者の質問票からフレイルのスクリーニングを行う

①後期高齢者の質問票の各項目により，身体的フレイル，精神的フレイル，社会的フレイル，オーラルフレイルをスクリーニングすることができる[1].

②後期高齢者の質問票のNo.6，7，9，10[1]に加えて疲労感の質問を行うと，簡易フレイル・インデックスの質問（表2）と同様になる.

III フレイルと関連する疾患・老年症候群を確認し，フレイルを考慮した治療を行う

①体重減少がある場合は，まず悪性腫瘍，神経変性疾患，膠原病，慢性炎症などを除外する.

②フレイルと関連する疾患と老年症候群の有無を確認する（表3）.

③各疾患の治療を行う（各論を参照）.

IV 多職種と連携し，フレイルに対する運動，栄養，社会面の対策を立てる（表4，5）

①地域の社会資源を確認し，地域包括支援センターと連携し，患者が通いの場などのサービスを受けられるように助言を行う.

②フレイルサポーター，栄養ケア・ステーション，フレイルサポート栄養士，介護予防（主任）運動指導員，サルコペニア・フレイル指導士などを活用する.

③後期高齢者の質問票[1]（表1）のうち，該当する質問別に介入する.

- ・質問3～6に該当（2項目以上）：栄養＋口腔機能の対策
- ・質問7～9に該当（2項目以上）：運動介入
- ・質問10～11に該当（2項目以上）：手段的ADLの低下があれば認知症の専門医を紹介
- ・質問13～15に該当（2項目以上）：社会参加を促す／通いの場などを紹介

④日本老年医学会作成の「かかりつけ医用 後期高齢者の質問票対応マニュアル」（巻末付録参照）のスライドを参考にする.

表1 後期高齢者の質問票とフレイル（文献1より作成）

類型名	No.	質問文	回答	フレイル関連項目
健康状態	1	あなたの現在の健康状態はいかがですか	あまりよくないまたはよくない	うつ，ADL・QOL低下，疼痛，疾患
心の健康状態	2	毎日の生活に満足していますか	やや不満または不満	
食習慣	3	1日3食きちんと食べていますか	いいえ	低栄養
口腔機能	4	半年前に比べて固いものが食べにくくなりましたか	はい	低栄養，オーラルフレイル
	5	お茶や汁物などでむせることがありますか	はい	
体重変化	6	6ヵ月間で2〜3kg以上の体重減少がありましたか	はい	低栄養
運動・転倒	7	以前に比べて歩く速度が遅くなってきたと思いますか	はい	身体的フレイル・サルコペニア，転倒リスク
	8	この1年間に転んだことがありますか	はい	
	9	ウォーキングなどの運動を週に1回以上していますか	いいえ	
認知機能	10	周りの人から「いつも同じことを聞く」などの物忘れがあると言われていますか	はい	精神的フレイル
	11	今日が何月何日かわからない時がありますか	はい	
喫煙	12	あなたはたばこを吸いますか	はい	
社会参加	13	週に1回以上は外出していますか	いいえ	社会的フレイル
	14	ふだんから家族や友人と付き合いがありますか	いいえ	
ソーシャルサポート	15	体調が悪い時に，身近に相談できる人がいますか	いいえ	

表2 後期高齢者の質問票に基づいた簡易フレイル・インデックス（文献1を参考に作成）

質問文	回答
1. 6ヵ月間で2〜3kg以上の体重減少がありましたか（表1のNo.6に該当）	はい
2. 以前に比べて歩く速度が遅くなってきたと思いますか（表1のNo.7に該当）	はい
3. ウォーキングなどの運動を週に1回以上していますか（表1のNo.9に該当，軽い運動・体操と定期的な運動・スポーツの両方ともしない場合を得点）	いいえ
4. 周りの人から「いつも同じことを聞く」などの物忘れがあると言われていますか（表1のNo.10に該当）	はい
5. 疲労感の質問：（ここ2週間）訳もなく疲れたような感じがしますか（追加の質問）	はい

〈判定基準〉
全く該当しない場合：健常（ロバスト），1〜2項目該当：プレフレイル，3〜5項目該当：フレイルの可能性あり

⑤フレイルの重症度別（表2）のサービス利用の例

・プレフレイル（1〜2項目該当）：通いの場などを紹介

・フレイル（3〜4項目該当）：通いの場と介護保険制度を併用

・フレイル（5項目該当）：介護保険制度を利用

（荒木　厚）

表3 フレイルのリスクとなる疾患と老年症候群

> **A. 疾患**
> 1. 糖尿病
> 2. 高血圧・起立性低血圧
> 3. 冠動脈疾患
> 4. 心房細動
> 5. 心不全
> 6. 慢性腎臓病（CKD）
> 7. 貧血
> 8. 透析
> 9. COPD
> 10. 肝硬変
> 11. 肥満・サルコペニア肥満
> 12. 骨粗鬆症
> 13. 認知機能障害，認知症
> 14. 脳卒中または大脳白質病変
> 15. うつ状態またはうつ病
> 16. パーキンソン病
> 17. multimorbidity（他疾患罹患状態）
> 18. ロコモティブシンドローム（変形性関節症，関節リウマチなど）
>
> **B. 老年症候群**
> 1. 転倒
> 2. 低栄養
> 3. 摂食嚥下障害（dysphagia）
> 4. 口腔機能低下（オーラルフレイル）
> 5. 不眠
> 6. 慢性疼痛
> 7. 便秘
> 8. 排尿障害
> 9. ロービジョン（視力障害）
> 10. 聴力障害
> 11. ポリファーマシー

表4 多職種との連携（文献1より）

フレイルなどの状態	必要に応じた連携の例
身体的フレイル	特定の臓器別疾患：該当する診療科 複雑な多病と関連した病態：専門性をもった医師がいる施設（老年内科，内科，総合診療科など） ロコモティブシンドローム：整形外科 ポリファーマシー：薬剤師
精神的フレイル	精神科，老年内科，神経内科，認知症サポート医，公認心理師など
社会的フレイル	居住地区の地域包括支援センター（院内のソーシャルワーカーや診療所のスタッフが地域包括支援センターへ連絡し，該当する高齢者と面談してもらうことが望ましい），福祉課など
オーラルフレイル	歯科，管理栄養士，言語聴覚士などによる嚥下リハビリテーション対応施設など
喫煙	禁煙外来，呼吸器内科など

個別の質問項目に限らず，総合的なフレイルの状況を把握し，必要に応じて専門医，専門職種，専門施設，市区町村の担当部署（医療専門職など）と連携する．

表5 フレイルに対する運動，栄養，社会への介入内容と方法

	介入内容と方法
運動	座位時間を短くする 中等度以上の有酸素運動 40 分 / 日以上（4,000 歩以上） レジスタンス運動，マルチコンポーネント運動（多要素の運動） 運動教室，通いの場，デイケアの利用
栄養	適正なエネルギー摂取（まず 30 kcal/kg 体重 / 日から） タンパク質の多い食品摂取の推奨 十分なビタミンの摂取 欠食を避ける 食品摂取の多様性を高める 栄養補助食品，宅配食などの利用 栄養ケア・ステーションの利用による訪問栄養食事指導
社会	外出や行事，ボランティア活動への参加を推奨 通いの場，デイサービス，デイケアの利用

文献

1) 日本老年医学会：かかりつけ医のための後期高齢者の質問票対応マニュアル，2020．https://www.jpn-geriat-soc.or.jp/tool/pdf/manual_02.pdf

7 | 地域のフレイル対策

I 地域のフレイル対策の必要性

　高齢者は，複数の疾患およびその重複も相まって身体的フレイルの状態に陥りやすいが，精神・心理的な不安定性や認知機能低下，さらには日常生活の中での地域交流や人とのつながりの低下も共存することにより，負の連鎖がさらに加速し，自立度が低下しやすい．健康上の不安を取り除き，住み慣れた地域で自立した生活を延伸し，生活の質（QOL）の維持向上を図るには，高齢者の特性を踏まえた健康支援や相談を行う必要がある．開業医・かかりつけ医による日常診療の中で，疾病予防／管理（特に生活習慣病の重症化予防）と生活機能維持（特にフレイル予防〜要介護予防）の両面にわたる視点が重要である．そのため医療従事者は，専門的な助言や管理だけではなく，地域資源を把握したうえで十分に活用し（社会的処方ともいわれる），さらに産官学民協働の考えの下，地域でのゲートキーパー役として，地域全体で支援していく流れを積極的に構築していくことが求められる．

II 疾病予防／管理と生活機能維持（特にフレイル対策）の両面へのアプローチ

　フレイルの多面性（身体的，精神的および社会的な要素）を踏まえ，効果的かつ効率的で，高齢者一人ひとりの状況に応じたきめ細やかな対応を行うことが必要となる．2020年4月から「高齢者の保健事業と介護予防の一体的な実施」が新制度として新たに施行されている．これに連動して，「後期高齢者の質問票」が作成された（「フレイル健診」ともいわれる）．質問票は，フレイルなどの高齢者の特性を踏まえて健康状態を総合的に把握するという目的から，計15項目の質問で構成された（詳細は，総論6「後期高齢者の質問票の活用法」を参照）．多領域の項目を包括的に判断し，総合的なフレイルの状況を把握し，必要に応じて専門医，専門職種，専門施設，市区町村の担当部署（医療専門職など）と連携することが求められる．日本老年医学会は，かかりつけ医が質問票の回答にどのように対応するべきかを示す目的で「かかりつけ医用 後期高齢者の質問票対応マニュアル」を作成した．詳細は巻末付録を参考にされたい．

III かかりつけ医に求められる「社会的処方」

　社会的処方（social prescribing, social prescription）は，医療専門職および医療機関が，患者の健康問題の原因や治療の妨げとなる可能性のある社会的課題を診断（その課題の存在を把握）し，第三者機関で社会資源の提供を受けられるように，患者やその支援者に指示することである．人生

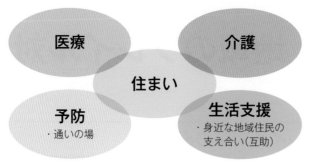

図1 地域包括ケアシステムの5つの要素の活用

100年時代における健康づくりを目指していく軸として，疾病予防・健康づくりに関する大規模実証事業の推進や保険者機能の発揮・強化とともに，この社会的処方の推進が挙げられている．すなわち，かかりつけ医などが患者の健康面に加えて社会生活面の課題にも目を向けていくべきである．さらに，地域社会におけるさまざまな支援へとつなげることによって，健康面と社会生活面の支援が一体的に実施され，同時に地域社会全体が自然と健康になれる環境になっていくことが期待される．

IV 通いの場の活用も含めた地域とのつながり

高齢者に対する支援内容として，①個別支援（ハイリスクアプローチ）と②通いの場等への積極的な関与など（ポピュレーションアプローチ）の双方の取り組みが必要になってくる．そこで，健康づくり・フレイル予防のために，高齢者の通いの場の設置および互助への発展が大きな鍵にもなる．可能な限り住み慣れた地域での生活を可能とする地域包括ケアシステムの5つの要素の活用，すなわち高齢者の生活基盤となる【住まい】を真ん中に置き，公的な【医療】および【介護】のサービス提供だけなく，【予防】につながる「通いの場」，そして身近な地域住民の助け合い（互助）を軸とする【生活支援】が望まれ，さらなる深化が必要とされている（図1）．健康寿命をさらに延伸するために，まさに通いの場が拠点になっていくことは間違いない．ソーシャル・キャピタル（social capital）と呼ばれる地域のつながりを増やすよう配慮することにより，住民の健康度や満足度が改善することも報告されている．

V 社会的フレイルへの十分な配慮

包括的にアプローチする中で，地域資源の多様な情報を得ながら，地域のさまざまな社会資源などに紹介する必要性が必ず出てくる．特に，社会的に孤立し病気を抱えている高齢者への効果が期待されている．

具体的には，医学的評価だけではなく生活状況も簡単に把握し，社会的に孤立している人には地域包括支援センターなどの行政機関を紹介し，行政機関がサークル活動や患者会への参加といった地域とのつながりを促してもらいたい．また，日常生活の中で，単に「こうしなさい，こうしたほうが良いですよ」という指導・助言だけではなく，「ご本人のできること」にも十分に着目し，そ

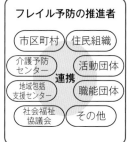
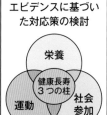

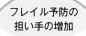

フレイル予防活動
への参加

フレイル予防の推進者

市区町村	住民組織
介護予防 センター	活動団体
地域包括 支援センター	職能団体
社会福祉 協議会	その他

連携

エビデンスに基づい
た対応策の検討

栄養
健康長寿
3つの柱
運動　社会
参加

気づき・自分事化の場
フレイルチェック

フレイルチェックの担い手
フレイル予防サポーター

フレイル予防の
担い手の増加

健康な
市民の
増加

フレイル予
防につながる
多様な活動・
場の増加

チェック・効果判定
の場として活用

フレイル予防を促す
環境を構築

市民→意識・行動変容
既存事業→進化・見える化

まちづくりによるフレイル予防の実現
多くの担い手とその協働

福祉　商業　都市
教育　地域　健康

図2　地域での包括的アプローチによるフレイル対策：産官学民協働
より早期からの「栄養（食と口腔機能）」・「運動／身体活動」・「地域交流／社会参加」の３つの柱を三位
一体として推進する．さらに，多職種連携も強化しながら，公的サービスだけではなく，産業界も関与し
ながら，包括的アプローチにより快活な健康長寿のまちづくりを目指す．（文献１より改変）

れを促し維持させ，さらには増やしていくという観点から行動目標を設定してみることも必要であ
ろう．

　活用できる社会資源は，地域包括支援センターや自治体の行政高齢部門，一般介護予防事業・介
護予防・生活支援サービス事業など，市区町村の保健部門が実施する重症化予防事業，市区町村の
生涯学習部門が実施する事業（生涯学習講座，保養施設利用促進事業など），介護サービス会社（食
事宅配サービス，訪問介護サービスなど），産業界が取り組んでいる多様なサービスなど，さまざ
まである．図２に示すように，産官学民連携（協働）の考えの下，地域ぐるみでの支援体制をし
っかりと推進するにあたり，かかりつけ医の役割も大きい．住民自身の意識変容は非常に重要であ
ると同時に，実はそう簡単に促すこともできない．地域でのゲートキーパー役として，良いタイミ
ングで地域資源につなげていけるように心掛け，地域全体で支援していく流れを積極的に構築して
いくことが求められる．

（飯島勝矢）

文献
1)　飯島勝矢：柏フレイル予防プロジェクト2025概念図．柏フレイル予防プロジェクト2025推進委員会会議録，
2019

各論 A

フレイルと関連する疾患

1 | 糖尿病とフレイル

POINT

- 糖尿病はフレイルをきたしやすく，フレイルを合併すると死亡や身体機能低下のリスクが上昇する．
- 高血糖，低血糖はともにフレイル発症のリスクとなる．
- フレイルを伴った糖尿病では低栄養や低体重を防ぎ，社会参加の機会を増やす．また，低血糖を避けた血糖コントロールに留意し，治療の単純化や適切なシックデイ指示を心掛ける．

Q1 ▶ 糖尿病はフレイルをきたしやすいか？

糖尿病はフレイルをきたしやすい．メタ解析によって，糖尿病患者におけるフレイルの有病率，発症率はいずれも高く，発症の OR は 1.48 であることが示されている[1]（表 1）．また糖尿病はサルコペニアの有病率が高いこともメタ解析で示されている[2]．

Q2 ▶ 糖尿病におけるフレイルの危険因子は何か？

高血糖，低血糖はともにフレイルのリスクとなる．米国の観察研究では，5 年間の平均血糖・HbA1c とフレイル（CHS 基準）の発症の関連は U 字のカーブを描き，血糖が 170 mg/dL（HbA1c：7.6％）でのリスクが最低で，それより高値でも低値でもリスクが上昇した[3]（図 1）．また，低血糖はフレイル発症のリスクとなる．台湾での縦断研究では，低血糖があった患者のフレイル（FRAIL scale）発症リスクは，低血糖を起こさなかった患者の 1.44 倍であった[4]．その他，糖尿病合併症，動脈硬化性疾患，腹部肥満，認知機能低下がフレイルと関連することが示されている[1]．

Q3 ▶ 糖尿病にフレイルを合併すると予後はどうなるか？

糖尿病にフレイルを合併すると，死亡，身体機能低下，入院，救急受診のリスクが上昇することが示されている[1]．わが国で行われた観察研究においても，フレイル（CHS 基準）を併発した糖尿病患者では，非糖尿病で非フレイルの者に比べ死亡リスクが約 5 倍，身体機能低下のリスクが約 4 倍となり，非糖尿病でフレイルの者と比べてもリスクが高かった[5]．また糖尿病患者におけるフレイルは，QOL 低下，認知機能障害とも関連することが示されている[1]．

Q4 ▶ フレイルを伴った糖尿病を治療する際に注意すべき点は何か？

フレイルを伴った糖尿病では低栄養や低体重を防ぐよう心掛ける．総エネルギー摂取量は一般的な糖尿病患者の設定に比して高めとすることも考慮する[6]．糖尿病患者への介入試験である

表1 糖尿病患者におけるフレイル発症リスク（メタ解析）（文献1より作成）

研究	OR（95%CI）
Brunner, et al. 2018	1.62（0.92〜2.86）
Cheong, et al. 2019	1.56（1.32〜1.85）
Chhetri, et al. 2017	2.18（1.42〜3.35）
Doi, et al. 2018	1.40（1.11〜1.76）
Espinoza, et al. 2010	1.44（0.92〜2.25）
Garcia-Esquinas, et al. 2015	1.70（0.89〜3.25）
Raji, et al. 2010	1.20（0.94〜1.54）
Woods, et al. 2005	1.51（1.03〜2.22）
overall	**1.48（1.33〜1.64）**

Heterogeneity：$I^2 = 0\%$
メタ解析による糖尿病患者におけるフレイル発症の OR は 1.48 である.

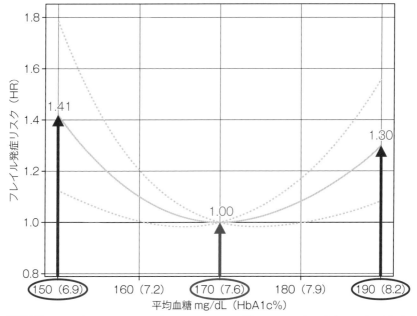

図1 糖尿病患者における血糖コントロールの状況とフレイル発症リスクの関連

高齢糖尿病患者での5年間の平均血糖・HbA1c とフレイル発症の関連は U 字となり,
血糖が 170 mg/dL（HbA1c：7.6%）でのリスク値を 1.00 とすると, 190 mg/dL
（HbA1c：8.2%）では 1.30, 150 mg/dL（HbA1c：6.9%）では 1.41 と, 高値・低
値のいずれでも上昇した.（文献3より）

ADVANCE 試験では, 10%以上の意図しない体重減少があった群では死亡リスクが 2.79 倍に上昇
していた[7]. 発熱など食事がとれない時（シックデイ）のインスリンや内服薬の使用法について,
患者および介護者にあらかじめ伝達しておく. 社会参加の機会を増やし, 必要に応じ社会資源を導
入し多職種の介入を行う.

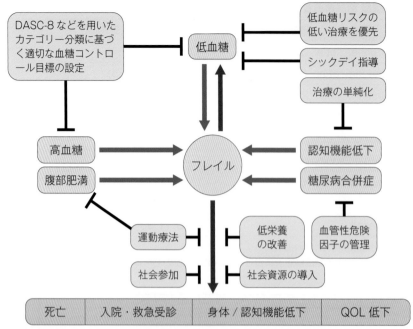

図2 糖尿病とフレイルの関連とその対策
糖尿病患者でのフレイル予防には，低血糖・高血糖の両者を防ぐための適切な血糖コントロールと治療薬の選択，シックデイ指導が重要である．フレイル合併患者では低栄養の改善，運動，社会参加が重要であり，死亡や身体 / 認知機能低下の予防が期待できる．

Q5 ▶ 糖尿病にフレイルや ADL 低下を合併した場合にどのような治療をすべきか？

　低血糖を避けつつ適切な血糖コントロールを行う．高齢者糖尿病診療ガイドライン 2017 の「高齢者糖尿病の血糖コントロール目標（HbA1c 値）」を参考に，認知機能と ADL の評価によって 3 つのカテゴリーに分類し，中等度以上の認知症や ADL が低下した患者では HbA1c の目標値を緩め，重症低血糖のリスクがある薬剤の使用者では，さらに柔軟な目標値とし，目標下限値を設ける[8]．ADVANCE 試験ではフレイル（Frailty Index が高値）合併患者での強化治療群（HbA1c＜6.5％を目標）の心血管イベント，死亡のリスクを低下させる効果は認められていない[9]．目標設定における患者のカテゴリー分類には，認知・生活機能質問票（DASC-8）が有用である[10]．カテゴリーⅡ（①軽度認知障害〜軽度認知症または②手段的 ADL 低下，基本的 ADL 自立）以上の患者ではフレイル対策の食事・運動療法，アドヒアランス低下に対する治療の単純化やポリファーマシー対策，社会参加や介護保険制度を利用した社会サービスの導入を行う（図2）．

（田村嘉章）

文献

1) Hanlon P, et al：Frailty measurement, prevalence, incidence, and clinical implications in people with diabetes：a systematic review and study-level meta-analysis. Lancet Healthy Longev 2020, 1：e106-e116
2) Anagnostis P, et al：Type 2 diabetes mellitus is associated with increased risk of sarcopenia：a systematic review and meta-analysis. Calcif Tissue Int 2020, 107：453-463

3) Zaslavsky O, et al：Glucose levels and risk of frailty. J Gerontol A Biol Sci Med Sci 2016, 71：1223-1229

4) Chao CT, et al：Hypoglycemic episodes are associated with an increased risk of incident frailty among new onset diabetic patients. J Diabetes Complications 2020, 34：107492

5) Kitamura A, et al：Combined effect of diabetes and frailty on mortality and incident disability in older Japanese adults. Geriatr Gerontol Int 2019, 19：423-428

6) 日本糖尿病学会（編）：糖尿病診療ガイドライン 2019, 南江堂, 2019, p.35

7) Lee AK, et al：The risks of cardiovascular disease and mortality following weight change in adults with diabetes：results from ADVANCE. J Clin Endocrinol Metab 2020, 105：152-162

8) 日本老年医学会 他（編）：高齢者糖尿病診療ガイドライン 2017, 南江堂, 2017, p.46

9) Nguyen TN, et al：The impact of frailty on the effectiveness and safety of intensive glucose control and blood pressure-lowering therapy for people with type 2 diabetes：results from the ADVANCE trial. Diabetes Care 2021, 44：1622-1629

10) Toyoshima K, et al：Development of the dementia assessment sheet for community-based integrated care system 8-items, a short version of the dementia assessment sheet for community-based integrated care system 21-items, for the assessment of cognitive and daily functions. Geriatr Gerontol Int 2018, 18：1458-1462

2 | 高血圧・起立性低血圧とフレイル

POINT

- フレイル患者は高血圧の罹患率が高く夜間高血圧が多い．しかし，end of life では血圧は低下していき，低血圧が死亡率と関連するため，身体機能や活動度，認知機能などを評価しながら治療を行う．
- フレイル合併の高血圧患者において，血圧や降圧薬の数は転倒と関連しない．起立性低血圧を有する患者は転倒に注意する必要がある．
- 高齢者では血圧変動上昇，白衣効果を考慮し，降圧薬の開始と増量は慎重に行う．食事指導の際には，減塩による食欲低下にも注意する．

Q1 ▶ 高血圧・起立性低血圧はフレイルをきたしやすいか？

　Vetrano らの報告によると，フレイルでの高血圧罹患率は 72% と高かったが，メタ解析では高血圧とフレイル（多くは CHS 基準）との明確な関連は示されなかった[1]．むしろ，フレイル群，プレフレイル群は非フレイル群と比べて，それぞれ収縮期血圧が 6.7 mmHg，2.8 mmHg 低くなった[2]．経過としては，フレイルの患者は死亡の十数年前から血圧が低下し始め，end of life（EOL）ではさらに顕著になる[3, 4]（図 1）．

　24 時間自由行動下血圧測定（24 hour ambulatory blood pressure monitoring：ABPM）では，フレイルの高齢者は昼間の収縮期血圧が低く，夜間の血圧降下が少なく，かつ収縮期血圧が高い[5]．80 歳以上のフレイルの患者でも夜間の収縮期血圧が高く，non-dipping（夜間の血圧降下＜10%）のリスクが高かった[6]．

　フレイル（CHS 基準）の患者では起立時の血行動態の変化がみられ，起立性低血圧をきたしやすい[7]．一方，メタ解析では起立性低血圧は身体バランスの低下をきたすが，歩行速度や握力との関連はないと報告された[8]．入院患者[9] や外来患者[10] において起立性血圧低下はフレイルと関連しているという横断研究もあり，さらなる縦断研究の結果が待たれる．

Q2 ▶ 高血圧・起立性低血圧におけるフレイルの危険因子は何か？

　80 歳以上を対象とした研究では，降圧薬内服中では収縮期血圧が低いほどフレイルの頻度が高い[11]．一方で，中年期の高血圧は大脳白質病変や微小脳出血のリスクであり，認知症やフレイルと関連する．

　入院患者における起立性低血圧とフレイルとの関連は，女性や筋力低下，歩行速度低下，認知機能低下，ポリファーマシー，手段的 ADL 低下の老年症候群を有する患者でみられる[12]．

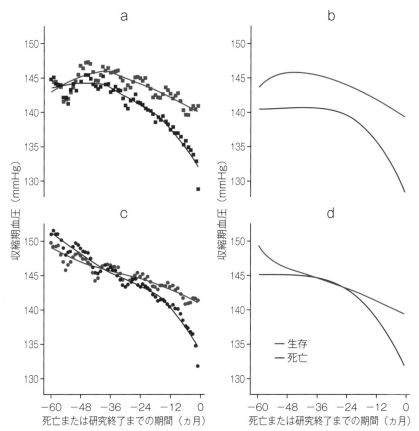

図1 80歳以上の死亡した高齢者の死亡60ヵ月前の収縮期血圧：生存者との比較

a, c：月ごとの平均収縮期血圧（a：未治療群, c：降圧治療群）. b, d：年齢, 性別, 暦年齢, フレイルカテゴリで調整した予測値（b：未治療群, d：降圧治療群）. 死亡の2年前から血圧が急激に低下してくる（reverse causality）.（文献4より）

Q3 ▶ 高血圧・起立性低血圧にフレイルを合併すると予後はどうなるか？

　フレイル（Frailty Index）では低血圧で死亡率が高くなるが[4, 13]（図1），起立性低血圧と死亡率の関連は明らかではない[14]．

　フレイル合併の高血圧患者では，血圧や降圧薬の数は転倒と関連せず，フレイルの程度が転倒と関連した[15]．高齢者の起立性低血圧は転倒の予測因子となる[16]．

　高血圧合併のフレイル患者では，収縮期血圧140 mmHg以上と未満では死亡率に差はなかった[17]．また，75歳以上のプライマリケアの患者では，85歳以上または75〜84歳の中等度／重度のフレイルがある高血圧（140 mmHg以上）は死亡とは関連せず，血圧130/80 mmHg未満が死亡リスクの増加と関連した[13, 18]（図2）．

Q4 ▶ フレイルを伴った高血圧・起立性低血圧を治療する際に注意すべき点は何か？

　70歳以上の高齢者に対するビタミンD，ω-3脂肪酸，または筋力トレーニングの介入は，収縮期血圧や拡張期血圧に有意な影響を及ぼさなかった[19]．塩分制限は降圧に効果的であるが[20]，夏場

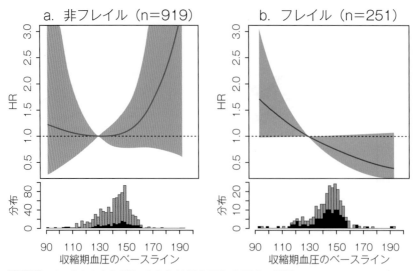

図2 フレイルの有無別にみた収縮期血圧と全死亡の関連

a：非フレイル，b：フレイル．年齢，性別，教育，喫煙，拡張期血圧，睡眠障害，降圧薬内服にて補正．非フレイルはJカーブを示し，フレイルでは systolic blood pressure ≧ 130 mmHg でリスクの低下がみられた．（文献13より）

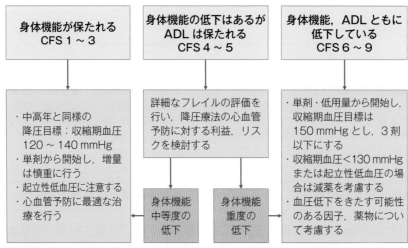

図3 Clinical Frailty Scale（CFS）に基づく高齢者の降圧管理のアルゴリズム

身体機能，活動度に基づき高血圧の治療開始基準や治療目標を決定する．（文献22より作成）

の脱水や食欲低下をきたし，高齢者ではフレイルの進行につながる可能性があることに注意を要する．

降圧薬の導入は骨折のリスクとなるため[21]，開始には慎重を期す．

Q5 ▶ 高血圧・起立性低血圧にフレイルや ADL 低下を合併した場合にどのような治療をすべきか？

身体機能，活動度に応じて血圧管理を行う[22]（図3）．基本的 ADL の低下，重症認知症，EOL などがある場合は QOL とのバランスを考え，目標血圧レベルの緩和やポリファーマシーの対策を

考慮する．降圧薬を多数内服している場合，1剤の減量は血圧管理，フレイル（Frailty Index），重篤な有害事象に影響はなく[23]，ポリファーマシーや起立性低血圧の観点から減量を試みてもよい．

また，高齢者では白衣効果が強いため，診察室外血圧の活用（家庭測定，ABPM，診察室外での院内測定）を積極的に行い，過度の降圧を防ぐ．

（鳥羽梓弓）

文献

1) Vetrano DL, et al：Hypertension and frailty：a systematic review and meta-analysis. BMJ Open 2018, 8：e024406
2) Anker D, et al：Blood pressure in relation to frailty in older adults：a population-based study. J Clin Hypertens（Greenwich）2019, 21：1895-1904
3) Delgado J, et al：Blood pressure trajectories in the 20 years before death. JAMA Intern Med 2018, 178：93-99
4) Ravindrarajah R, et al：Systolic blood pressure trajectory, frailty, and all-cause mortality >80 years of age：cohort study using electronic health records. Circulation 2017, 135：2357-2368
5) Gijón-Conde T, et al：Frailty, disability, and ambulatory blood pressure in older adults. J Am Med Dir Assoc 2018, 19：433-438
6) Blauth FG, et al：The effect of frailty on the 24-hour blood pressure pattern in the very elderly. J Clin Hypertens（Greenwich）2022, 24：67-73
7) Romero-Ortuno R, et al：Orthostatic haemodynamics may be impaired in frailty. Age Ageing 2011, 40：576-583
8) Mol A, et al：Orthostatic hypotension and physical functioning in older adults：a systematic review and meta-analysis. Ageing Res Rev 2018, 48：122-144
9) Kocyigit SE, et al：What is the relationship between frailty and orthostatic hypotension in older adults？ J Geriatr Cardiol 2019, 16：272-279
10) Mol A, et al：Blood pressure drop rate after standing up is associated with frailty and number of falls in geriatric outpatients. J Am Heart Assoc 2020, 9：e014688
11) Kabayama M, et al：The association of blood pressure with physical frailty and cognitive function in community-dwelling septuagenarians, octogenarians, and nonagenarians：the SONIC study. Hypertens Res 2020, 43：1421-1429
12) Chen L, et al：Association between orthostatic hypotension and frailty in hospitalized older patients：a geriatric syndrome more than a cardiovascular condition. J Nutr Health Aging 2019, 23：318-322
13) Kremer KM, et al：Systolic blood pressure and mortality in community-dwelling older adults：frailty as an effect modifier. Hypertension 2022, 79：24-32
14) Freud T, et al：Orthostatic hypotension and overall mortality in 1050 older patients of the outpatient comprehensive geriatric assessment unit. Geriatr Gerontol Int 2018, 18：1009-1017
15) Bromfield SG, et al：Blood pressure, antihypertensive polypharmacy, frailty, and risk for serious fall injuries among older treated adults with hypertension. Hypertension 2017, 70：259-266
16) Donoghue OA, et al：Is orthostatic hypotension and co-existing supine and seated hypertension associated with future falls in community-dwelling older adults？ Results from The Irish Longitudinal Study on Ageing（TILDA）. PLoS One 2021, 16：e0252212
17) Todd OM, et al：Is the association between blood pressure and mortality in older adults different with frailty? A systematic review and meta-analysis. Age Ageing 2019, 48：627-635
18) Masoli JAH, et al：Blood pressure in frail older adults：associations with cardiovascular outcomes and all-cause mortality. Age Ageing 2020, 49：807-813
19) Bischoff-Ferrari HA, et al：Effect of vitamin D supplementation, omega-3 fatty acid supplementation, or a strength-training exercise program on clinical outcomes in older adults：the DO-HEALTH randomized clinical trial. JAMA 2020, 324：1855-1868
20) Whelton PK, et al：Sodium reduction and weight loss in the treatment of hypertension in older persons：a randomized controlled trial of nonpharmacologic interventions in the elderly（TONE）. TONE Collaborative Research Group. JAMA 1998, 279：839-846
21) Butt DA, et al：The risk of hip fracture after initiating antihypertensive drugs in the elderly. Arch Intern Med 2012, 172：1739-1744
22) Benetos A, et al：Hypertension management in older and frail older patients. Circ Res 2019, 124：1045-1060
23) Sheppard JP, et al：Effect of antihypertensive medication reduction vs usual care on short-term blood pressure control in patients with hypertension aged 80 years and older：the OPTIMISE randomized clinical trial. JAMA 2020, 323：2039-2051

3 | 冠動脈疾患とフレイル

POINT

- 冠動脈疾患患者はフレイルの有病率が高い.
- フレイルは心血管疾患の危険因子である.
- 冠動脈疾患患者がフレイルを合併すると予後が悪化する.
- 冠動脈疾患を有するフレイル患者では総合的に治療方針を判断する.

Q1 ▶ 冠動脈疾患はフレイルをきたしやすいか?

冠動脈疾患の患者のフレイルの頻度は高い. 地域一般住民の冠動脈疾患を有する対象者の25〜50%にフレイルが認められ[1,2], フレイルを有する男性の62%に冠動脈疾患が認められたことが報告されている[1,3].

Q2 ▶ 冠動脈疾患におけるフレイルの危険因子は何か?

冠動脈疾患において, フレイルを合併した患者は高齢, 薬剤数や併存疾患が多いことに加えて, 高血圧や糖尿病などの心血管疾患の危険因子の頻度が高いことが報告されている[4] (図 1).

一方, フレイルは心血管疾患の危険因子でもある. フレイルは心血管死亡だけでなく, 新規の急性心筋梗塞, 冠動脈疾患, 脳卒中, 末梢血管疾患, および心不全の発症の危険因子であることも報告されている[5〜7] (図 2).

Q3 ▶ 冠動脈疾患にフレイルを合併すると予後はどうなるか?

経皮的冠動脈インターベンション (percutaneous coronary intervention：PCI) を施行された急性心筋梗塞患者において, フレイルを合併すると心血管疾患発症, 重篤な出血性合併症, 再入院のリスクが増加することが報告されている[8,9]. また, 冠動脈バイパス術 (coronary artery bypass grafting：CABG) を施行された患者における術前のフレイルの存在は, 30 日院内死亡率の増加と関連することも報告されている[10] (図 2). しかし, 冠動脈疾患におけるフレイルの合併に伴う予後の差を評価したエビデンスは少ない.

Q4 ▶ フレイルを伴った冠動脈疾患を治療する際に注意すべき点は何か?

エビデンスが不足しているため, フレイルを伴った冠動脈疾患に対しても, 非フレイルの患者と同様に治療する. 冠動脈疾患の予防のため, 高血圧に対する減塩や血圧管理, 脂質異常症に対する脂質管理はフレイルであっても継続する. 75 歳以上の高齢者においてもスタチンの減量は一次予防, 二次予防のいずれにおいても冠動脈疾患を増加させることが報告されている[11]. フレイルが冠動脈

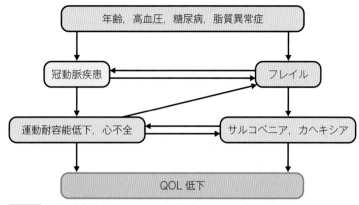

図1 冠動脈疾患とフレイルに関連する因子の相関図

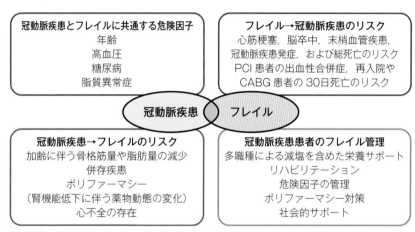

図2 冠動脈疾患とフレイルに関連する因子

疾患発症のリスクであることが報告されており，アミノ酸（特にロイシン）の摂取は，冠動脈疾患患者においてもフレイル進行の予防に有用である可能性があるが，タンパク質摂取を推奨するか否かは腎機能障害の程度に応じて個別に判断される必要がある．抗血小板薬の使用，特にステント留置後の dual antiplatelet therapy の期間や心房細動合併患者における抗凝固薬および抗血小板薬 2 剤の 3 剤併用期間についても，非フレイル患者と同様に判断する．

Q5 ▶ 冠動脈疾患にフレイルや ADL 低下を合併した場合にどのような治療をすべきか？

ADL 低下に基づき薬物治療，PCI や CABG をどのように選択するのかを示したエビデンスも乏しい．多職種による減塩を含めた栄養サポート，リハビリテーション，危険因子の管理，ポリファーマシー対策，社会的サポートが，フレイルの改善および冠動脈疾患の予防の両方に重要であると考えられている（図2）．フレイルからサルコペニア・カヘキシア，要介護状態に進行し，end of life に向かって血圧や LDL コレステロールが低下し始めた時点で降圧薬やスタチンを継続するかどうか，糖尿病患者における HbA1c の目標レベルをどこに設定するかに関しては，多職種によるハートチームで総合的に判断していく必要がある．

（石川譲治）

文献

1) Uchikado Y, et al：Current understanding of the role of frailty in cardiovascular disease. Circ J 2020, 84：1903-1908
2) Bandeen-Roche K, et al：Phenotype of frailty：characterization in the women's health and aging studies. J Gerontol A Biol Sci Med Sci 2006, 61：262-266
3) Chin APMJ, et al：How to select a frail elderly population？ A comparison of three working definitions. J Clin Epidemiol 1999, 52：1015-1021
4) Ricci NA, et al：Frailty and cardiovascular risk in community-dwelling elderly：a population-based study. Clin Interv Aging 2014, 9：1677-1685
5) Sergi G, et al：Pre-frailty and risk of cardiovascular disease in elderly men and women：the Pro.V.A. study. J Am Coll Cardiol 2015, 65：976-983
6) Veronese N, et al：Risk of cardiovascular disease morbidity and mortality in frail and pre-frail older adults：results from a meta-analysis and exploratory meta-regression analysis. Ageing Res Rev 2017, 35：63-73
7) Damluji AA, et al：Frailty and cardiovascular outcomes in the National Health and Aging Trends Study. Eur Heart J 2021, 42：3856-3865
8) Dou Q, et al：Prognostic value of frailty in elderly patients with acute coronary syndrome：a systematic review and meta-analysis. BMC Geriatr 2019, 19：222
9) Nishihira K, et al：Impact of frailty on outcomes in elderly patients with acute myocardial infarction who undergo percutaneous coronary intervention. Eur Heart J Qual Care Clin Outcomes 2021, 7：189-197
10) Reichart D, et al：Clinical frailty scale and outcome after coronary artery bypass grafting. Eur J Cardiothorac Surg 2018, 54：1102-1109
11) Thompson W, et al：Statin discontinuation and cardiovascular events among older people in Denmark. JAMA Netw Open 2021, 4：e2136802

4 │ 心房細動とフレイル

POINT

- 心房細動は身体的フレイル，認知機能低下と関連している．
- 心房細動患者にフレイルを合併すると予後が悪化する．
- 心房細動の治療が認知機能低下の進行を抑制する可能性がある．

Q1 ▶ 心房細動はフレイルをきたしやすいか？

心房細動は高齢者において有病率が高く，フレイル，身体機能低下，認知機能低下と関連している[1,2]．米国における地域一般住民における縦断研究においても，心房細動を有する対象者は，追跡期間中の身体活動度，握力，歩行速度の低下が大きかったことが報告されている[3]．また，心房細動は認知機能低下のリスクであり，認知症の発症リスクを 42% 増加させることも報告されている[4]（図 1）．

Q2 ▶ 心房細動におけるフレイルの危険因子は何か？

加齢に伴う骨格筋量や脂肪量の減少，併存疾患，ポリファーマシー，（腎機能低下に伴う薬物動態の変化），認知機能低下，心不全の存在が影響していると考えられている[1]（図 2）．心房細動は脳血管障害の程度とは独立した認知機能低下の危険因子であることが報告されている[5]．

Q3 ▶ 心房細動にフレイルを合併すると予後はどうなるか？

心房細動患者におけるフレイルと死亡，要介護（disability），転倒，入院，施設入所，QOL などの予後との関連をみた研究は少ない．オーストラリアの単一施設の報告で，65 歳以上で心房細動のために入院した 302 名において，フレイルの存在が入院期間の延長や退院後 6 ヵ月以内の死亡率増加と関連していたことが報告されている[6]．また，非弁膜症性心房細動に対する経口抗凝固薬の効果を評価した研究のサブ解析において，フレイルの重症度とともに脳卒中発症や出血性合併症の発症が増加していたことが報告されている[7]（図 2）．

Q4 ▶ フレイルを伴った心房細動を治療する際に注意すべき点は何か？

経口抗凝固薬やカテーテル焼灼術が，認知機能低下を抑制するという報告が認められる[8,9]（図 2）．フレイルを有する心房細動においても，非フレイル患者と同様に経口抗凝固薬は投与されるべきである．しかし，実態は，地域一般住民のほうが抗凝固薬の処方率が高く，入院患者では処方率が減少するといった矛盾を生じていることがシステマティック・レビューで報告されている[2]．フレイルの存在は転倒のリスクであるが，転倒のリスクの高い患者が必ずしも重大な出血性合併症

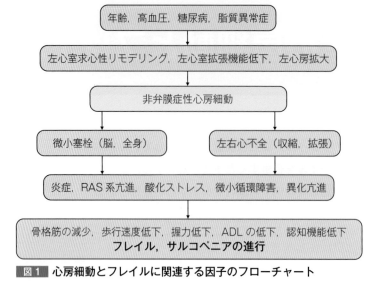

図1 心房細動とフレイルに関連する因子のフローチャート

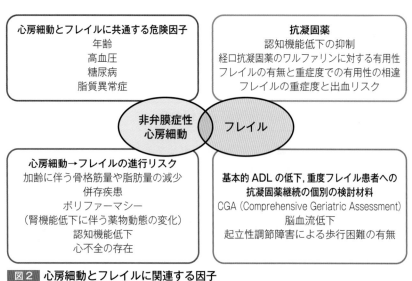

図2 心房細動とフレイルに関連する因子

のリスクが高いとも限らない.

Q5 ▶ 心房細動にフレイルや ADL 低下を合併した場合にどのような治療をすべきか？

　フレイルや，軽度〜中等度の認知症の存在のみによって経口抗凝固薬の投与を中止すべきではない[1]. フレイルと心房細動を有する入院患者において，退院時に抗凝固薬を投与できた患者は抗凝固薬を投与しなかった患者と比較して，退院後の死亡率や脳卒中の発症が少なかったことが報告されている[10]. わが国においては，抗凝固薬投与のリスクが高い患者における，少量のエドキサバン（15 mg）の投与が認められている[11]. ワルファリンと比較してエドキサバンは，重度のフレイル患者以外では出血性合併症が少なかったことが報告されている[7]. また，アピキサバンは，フレイルの程度にかかわらずワルファリンよりも有害事象が少なく，ダビガトランやリバーロキサバンは

非フレイルで有害事象が少なかったことも報告されている[12].

　心房細動を有する患者が，基本的 ADL の低下，重症認知症を合併した場合の経口抗凝固薬の継続の可否は個別に判断される．CGA（Comprehensive Geriatric Assessment）[1] や脳血流低下や起立性調節障害による歩行困難の有無が，経口抗凝固薬の継続の可否の参考となる可能性がある[1]（図 2）.

（石川譲治）

文献

1) Polidori MC, et al：Atrial fibrillation：a geriatric perspective on the 2020 ESC guidelines. Eur Geriatr Med 2022, 13：5-18
2) Wilkinson C, et al：Management of atrial fibrillation for older people with frailty：a systematic review and meta-analysis. Age Ageing 2019, 48：196-203
3) Magnani JW, et al：Atrial fibrillation and declining physical performance in older adults：the health, aging, and body composition study. Circ Arrhythm Electrophysiol 2016, 9：e003525
4) Alonso A, et al：Atrial fibrillation, cognitive decline and dementia. Eur Cardiol 2016, 11：49-53
5) Bunch TJ：Atrial fibrillation and dementia. Circulation 2020, 142：618-620
6) Nguyen TN, et al：The impact of frailty on mortality, length of stay and re-hospitalisation in older patients with atrial fibrillation. Heart Lung Circ 2016, 25：551-557
7) Wilkinson C, et al：Clinical outcomes in patients with atrial fibrillation and frailty：insights from the ENGAGE AF-TIMI 48 trial. BMC Med 2020, 18：401
8) Friberg L, et al：Less dementia with oral anticoagulation in atrial fibrillation. Eur Heart J 2018, 39：453-460
9) Jin MN, et al：Atrial fibrillation catheter ablation improves 1-year follow-up cognitive function, especially in patients with impaired cognitive function. Circ Arrhythm Electrophysiol 2019, 12：e007197
10) Bo M, et al：Effects of oral anticoagulant therapy in older medical in-patients with atrial fibrillation：a prospective cohort observational study. Aging Clin Exp Res 2017, 29：491-497
11) Okumura K, et al：Low-dose edoxaban in very elderly patients with atrial fibrillation. N Engl J Med 2020, 383：1735-1745
12) Kim DH, et al：Frailty and clinical outcomes of direct oral anticoagulants versus warfarin in older adults with atrial fibrillation：a cohort study. Ann Intern Med 2021, 174：1214-1223

5 心不全とフレイル

POINT

● 心不全におけるフレイル合併率は高く，再入院，死亡例が多い．高齢，BMI 低値，心房細動，併存疾患はフレイルの危険因子である．

● レジスタンス運動は運動耐容能，QOL の改善，再入院の減少につながるため，高齢者でも低強度から開始するとよい．

● 薬物療法，非薬物療法，栄養指導，運動指導，社会資源の活用といった包括的なアプローチを行うことが重要で，医療スタッフの協力が欠かせない．

Q1 ▶ 心不全はフレイルをきたしやすいか？

外来心不全患者のフレイル合併率は 19〜52％，入院心不全患者のフレイル合併率は 56〜76％と，いずれも地域在住の高齢者よりも高い[1]．HFpEF（heart failure with preserved ejection fraction）のみを対象としたランダム化比較試験の事後解析においては，94％がフレイルの診断を満たした[2]．

一方，地域在住の高齢者の追跡研究では，フレイル（Short Physical Performance Battery：SPPB*）が心不全発症の独立したリスク因子であった[3]．心不全とフレイルは相互に関連し，心不全のステージが悪化するとともにフレイルをきたしやすく，悪化しやすい（図 1）．

*SPPB：歩行速度，椅子立ち上がりテスト，バランステストの 3 項目から構成される，身体機能スクリーニングテスト．

Q2 ▶ 心不全におけるフレイルの危険因子は何か？

心房細動，BMI 低値，高齢，併存疾患（腎機能低下，貧血，認知症，COPD，うつ）の存在はフレイルのリスク因子である[4]．また，心不全患者でのフレイルは非フレイルと比較し，心拍数は高く，心拍出量が低下している[5]．

Q3 ▶ 心不全にフレイルを合併すると予後はどうなるか？

フレイル（CHS 基準）合併の心不全では，1 年後の死亡率，再入院率が高い（死亡 HR：2.13，再入院の OR：1.96）[6]．慢性心不全に対するメタ解析においても，フレイルでは非フレイルと比較し，死亡，再入院がともに 1.5 倍多かった[7]．また，フレイルの重症度が増すほど死亡のリスクが高くなった[2]（図 2）．

心不全の診断で入院した 65 歳以上の患者 1,180 名を対象とした多施設試験では，身体的フレイルは 56.1％，社会的フレイルは 66.4％，認知機能低下は 37.1％で認め，このうちの 1 領域，2 領域，3 領域のフレイルをもつ患者は，1 年間の死亡，再入院の HR がそれぞれ 1.38，1.60，2.04 であった[8]．

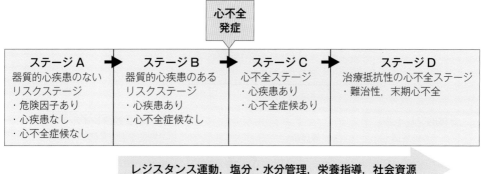

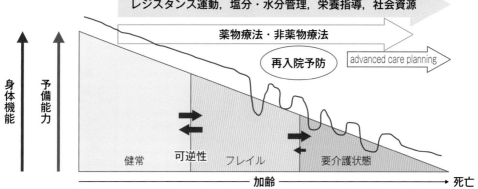

図1 心不全ステージとフレイル

心不全とフレイルは相互に影響しながら進行していく．心不全のステージは一方向性に進行するが，フレイルが可逆性を持つことから，必ずしも平行して進行はしない．（文献14，15より作成）

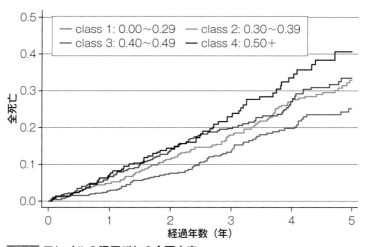

図2 フレイルの評価ごとの全死亡率（文献2より）
Frailty Index により四分位とした．

Q4 ▶フレイルを伴った心不全を治療する際に注意すべき点は何か？

　心不全に対するレジスタンス運動は，運動耐容能や QOL を改善し，心不全による入院を減少させるため，高齢者においては低強度のレジスタンス運動が推奨される[9]．また，4つの身体機能領域（筋力，バランス能力，移動能力，持久力）のリハビリテーション介入を心不全による入院早期

表1 NYHA 分類

class Ⅰ：坂道を走ると息切れ
class Ⅱ：坂道を歩くと息切れ
class Ⅲ：平地を歩くと息切れ
class Ⅳ：安静でも息切れ

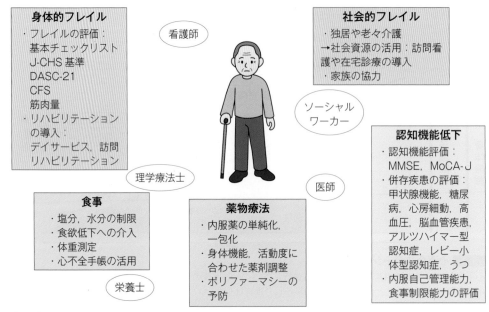

図3 フレイルを考慮した心不全の治療
高齢者の心不全では，包括的なアプローチによる治療が必要である．
J-CHS：Japanese version of Cardiovascular Health Study, DASC-21：Dementia Assessment Sheet for Community-based Integrated Care System-21, CFS：Clinical Frailty Scale, MMSE：mini mental state examination, MoCA-J：Japanese version of Montreal Cognitive Assessment

と外来で継続的に行うことによって，SPPB の改善がみられた[10]．

　食事に関しては，水分管理が必須であり，指導によって下腿浮腫の軽減と New York Heart Association（NYHA）（表1）の改善がみられた[11]．腸管浮腫により食欲低下がみられることが多いため，栄養管理介入は有用で，栄養補給によって身体機能や筋力の改善がみられる[12]．

> **Q5 ▶ 心不全にフレイルや ADL 低下を合併した場合にどのような治療をすべきか？**

　多職種のチームで薬物療法，非薬物療法，栄養指導，運動指導，社会資源の活用といった包括的アプローチを行う（図3）．ポリファーマシーは心疾患をもつ患者で大きな問題となるが，現時点ではフレイル患者への心保護薬の減量や中断に対する成績はない[12, 13]．

　心不全による入院自体が ADL 低下を招くため，再入院を減らすことが重要である．

（鳥羽梓弓）

文献

1) Marengoni A, et al：Heart failure, frailty, and pre-frailty：a systematic review and meta-analysis of observational studies. Int J Cardiol 2020, 316：161-171

2) Sanders NA, et al：The frailty syndrome and outcomes in the TOPCAT trial. Eur J Heart Fail 2018, 20：1570-1577

3) Khan H, et al：Frailty and risk for heart failure in older adults：the health, aging, and body composition study. Am Heart J 2013, 166：887-894

4) Sze S, et al：Identification of frailty in chronic heart failure. JACC Heart Fail 2019, 7：291-302

5) Denfeld QE, et al：Frequency of and significance of physical frailty in patients with heart failure. Am J Cardiol 2017, 119：1243-1249

6) Vidán MT, et al：Prevalence and prognostic impact of frailty and its components in non-dependent elderly patients with heart failure. Eur J Heart Fail 2016, 18：869-875

7) Yang X, et al：Impact of frailty on mortality and hospitalization in chronic heart failure：a systematic review and meta-analysis. J Am Heart Assoc 2018, 7：e008251

8) Matsue Y, et al：Prevalence and prognostic impact of the coexistence of multiple frailty domains in elderly patients with heart failure：the FRAGILE-HF cohort study. Eur J Heart Fail 2020, 22：2112-2119

9) Jewiss D, et al：The effect of resistance training on clinical outcomes in heart failure：a systematic review and meta-analysis. Int J Cardiol 2016, 221：674-681

10) Kitzman DW, et al：Physical rehabilitation for older patients hospitalized for heart failure. N Engl J Med 2021, 385：203-216

11) Philipson H, et al：Salt and fluid restriction is effective in patients with chronic heart failure. Eur J Heart Fail 2013, 15：1304-1310

12) Vitale C, et al：Heart Failure Association/European Society of Cardiology position paper on frailty in patients with heart failure. Eur J Heart Fail 2019, 21：1299-1305

13) McDonagh TA, et al：2021 ESC Guidelines for the diagnosis and treatment of acute and chronic heart failure. Eur Heart J 2021, 42：3599-3726

14) 葛谷雅文：老年医学における Sarcopenia & Frailty の重要性. 日老医誌 2009, 46：279-285

15) 日本循環器学会 他：日本循環器学会 / 日本心不全学会合同ガイドライン 急性・慢性心不全診療ガイドライン（2017 年改訂版）, 2018

6 | 慢性腎臓病（CKD）とフレイル

POINT

- CKD は高ステージであるほどフレイルの頻度が高まる.
- 保存期 CKD 患者がフレイルになると腎死および死亡リスクが高くなる.
- フレイルを合併した保存期 CKD の食事療法ではタンパク質制限食を緩和することが望ましい.

Q1 ▶ CKD はフレイルをきたしやすいか?

CKD はフレイルの有病率が 14〜21% と, 一般集団の 3〜6% と比べ高い [1〜3]. また, フレイルの 77% が CKD であるとする報告がある [4]. 腎機能低下が進行するほどフレイルが増加することも知られている. CKD stage G3〜4 までの患者ではフレイルのリスクが約 2 倍 [1〜3] であるのに対し, CKD stage G3b〜5 になるとリスクが 6 倍近くになる [1] (図 1).

Q2 ▶ CKD におけるフレイルの危険因子は何か?

CKD の増悪因子（高血圧, 脂質異常症, 糖尿病, 高尿酸血症, 肥満, 喫煙など）[5] はフレイル発症の危険因子となり得る. 腎機能（糸球体濾過量: GFR）の低下に加え, 高齢, 女性および糖尿病を併存していることが CKD におけるフレイル発症の危険因子として知られている [6].

Q3 ▶ CKD にフレイルを合併すると予後はどうなるか?

保存期 CKD 患者（平均 eGFR: 50.9 mL/min/1.73 m^2）がフレイルになると腎死および死亡リスクが 2.5 倍高くなる [2] (図 2). 末期腎不全患者（中央値 eGFR: 16 mL/min）では, 1 年間に 30% が死亡し, 90% が 1 回以上入院したとの報告がある [7]. また, CKD 患者におけるフレイルと転倒の間には有意な関連が示されている [HR: 1.83（95%CI: 1.40〜2.37; $P<0.001$）][8].

Q4 ▶ フレイルを伴った CKD を治療する際に注意すべき点は何か?

CKD を診断する場合, 血清クレアチニン（Cr）に基づいた GFR の推算式（eGFR）には注意が必要である. 血清 Cr は筋肉量を反映するため, eGFR はフレイル患者の GFR を過大評価してしまう可能性がある. したがって, 筋肉量に依存しない血清シスタチン C に基づく推算 GFR 式がフレイル患者における腎機能のより良いマーカーであると考えられている [4,9] (表 1).

CKD では低タンパク質食が推奨されている [5] が, 低タンパク質食（0.7 g/kg 体重 / 日）の継続摂取は, CKD の進行は抑制できるものの, 低栄養を引き起こし [10], フレイルのリスクをもたらす. 国際腎臓病栄養代謝学会は CKD に伴ったタンパク質とエネルギーの摂取量が減少した栄養障害を protein energy wasting（PEW）といい, 警鐘を鳴らしている [11]. PEW の診断基準には, ①生化

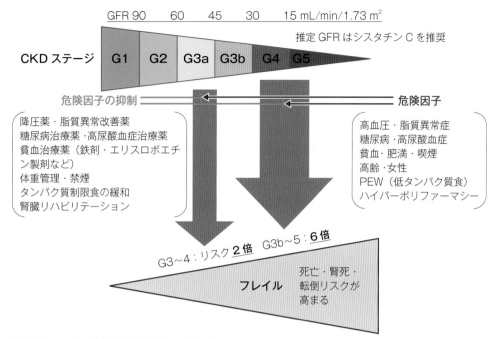

図1 フレイルと保存期 CKD のまとめ

CKD のステージが高くなるほどフレイルの頻度は増加する．CKD のフレイルの危険因子は高血圧・脂質異常症・糖尿病・高尿酸血症・貧血・肥満・喫煙・高齢・女性・PEW（低タンパク質食）・ハイパーポリファーマシーである．

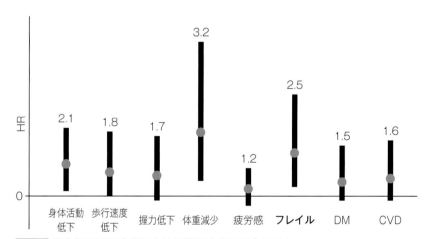

図2 保存期 CKD 患者における腎死または死亡リスク

保存期 CKD 患者 336 例（平均 50.9 ± 27.1 mL/min/1.73 m²）を対象とした研究で，フレイル（CHS 基準）を認めると腎死（透析治療）または死亡リスクが 2.5 倍高くなる．これは，糖尿病（DM），心血管疾患（CVD）のリスクより高い．フレイルの項目でみると体重減少が腎死または死亡リスクを高める．（文献 2 より）

学検査，②体格の変化または体重の減少，③筋肉量の減少，④栄養摂取量の減少が含まれている．3 項目以上が満たされた場合に PEW と診断される（表2）が，日本人に適用する場合は体格面などを考慮した検証が必要である．日本腎臓学会からは，CKD にサルコペニアを合併した場合，

表1 eGFR でみたフレイルの調整有病率比（文献4より改変）

		クレアチニン			シスタチン C		
		A1	A2	A3	A1	A2	A3
		ACR<30	ACR 30~300	ACR>300	ACR<30	ACR 30~300	ACR>300
G1/G2	GFR ≧ 60	1	1.9	2.7	1	1.9	2.4
G3a	GFR 45<60	1.4	2.3	1.9	2.3	3.7	3.4
G3b	GFR 30<45	2	2.3	3.4	3.2	4.7	5.4
G4/G5	GFR<30	1.7	5.2	5.5	5.1	5.7	7.2

クレアチニンは骨格筋量低下により正確性が欠如するため，シスタチン C による腎機能評価が必要である．クレアチニンに比してシスタチン C による eGFR では調整有病率比が 1.5～3 倍増大する．

表2 PEW の診断基準（文献11より）

1 項目でも該当するカテゴリーが 3 つ以上ある場合に PEW と診断する.

生化学	
血清アルブミン	<3.8 g/dL [*1]
血清プレアルブミン	<30 mg/dL
血清コレステロール	<100 mg/dL
体格	
BMI	<23 kg/m^2 [*2]
意図しない体重減少	3ヵ月で≧ 5%ないし 6ヵ月で≧ 10%
体脂肪率	<10%
筋肉量	
筋肉量の減少	3ヵ月で≧ 5%ないし 6ヵ月で≧ 10%
上腕筋周囲径の減少	基準集団の 50 パーセンタイルに対して 10%以上減少 [*3]
クレアチニン産生速度の低下	[*4]
食事量	
意図しない低タンパク質食	少なくとも 2ヵ月以上タンパク質摂取量<0.6 g/kg 体重 / 日 [*5]
意図しない低エネルギー食	少なくとも 2ヵ月以上エネルギー摂取量<25 kcal/kg 体重 / 日

[*1]：尿・消化管からのタンパク漏出，肝疾患，脂質異常改善薬の使用下では診断の妥当性は低い

[*2]：アジア人では低い値が望ましい. 体重は浮腫を除いた状態とする

[*3]：トレーニングされた者が測定すること

[*4]：クレアチニン産生量は筋肉量と肉類摂取に影響される

[*5]：食事記録，問診, normalized protein nitrogen appearance（nPNA）または normalized protein catabolic rate（nPCR）によって評価

CKD stage G3~5 ではタンパク質制限を緩和することが提言されている．また尿タンパク量 0.5 g/日未満，腎機能低下速度 -3.0（あるいは -5.0）mL/min/1.73 m^2/ 年未満も緩和の指標となる [12].

Q5 ▶ CKD にフレイルや ADL 低下を合併した場合にどのような治療をすべきか？

CKD の進行はフレイルの増加につながるため，CKD 増悪の危険因子（高血圧，脂質異常症，糖

尿病，高尿酸血症，肥満，喫煙など）を抑える必要がある（図1）．また，CKDは低タンパク質食が推奨されている[5]が，フレイルを合併した保存期CKDの食事療法はサルコペニアを進行させないためにタンパク質制限食の緩和（CKD stage G3a では 1.0 g/kg 体重 / 日，G3b および G4〜5 では 0.8 g/kg 体重 / 日が上限の目安）が提言されている[12]．貧血はフレイルに悪影響を及ぼすため[13]，腎性貧血に対しエリスロポエチン製剤を使用する．また，フレイルにハイパーポリファーマシー（10種類以上服用）を合併している例が多く，腎排泄型の薬剤投与も含めて留意する必要がある[4]．

（武井　卓）

文献

1) Wilhelm-Leen ER, et al：Frailty and chronic kidney disease：the third National Health and Nutrition Evaluation Survey. Am J Med 2009, 122：664-671
2) Roshanravan B, et al：A prospective study of frailty in nephrology-referred patients with CKD. Am J Kidney Dis 2012, 60：912-921
3) Shlipak MG, et al：The presence of frailty in elderly persons with chronic renal insufficiency. Am J Kidney Dis 2004, 43：861-867
4) Ballew SH, et al：Frailty, kidney function, and polypharmacy：the Atherosclerosis Risk in Communities (ARIC) study. Am J Kidney Dis 2017, 69：228-236
5) 日本腎臓学会（編）：エビデンスに基づく CKD 診療ガイドライン 2018，東京医学社，2018
6) Walker SR, et al：Frailty and physical function in chronic kidney disease：the CanFIT study. Can J Kidney Health Dis 2015, 2：32
7) Meulendijks FG, et al：Groningen frailty indicator in older patients with end-stage renal disease. Ren Fail 2015, 37：1419-1424
8) Mei F, et al：Frailty as a predictor of negative health outcomes in chronic kidney disease：a systematic review and meta-analysis. J Am Med Dir Assoc 2021, 22：535-543
9) Dalrymple LS, et al：Kidney function and prevalent and incident frailty. Clin J Am Soc Nephrol 2013, 8：2091-2099
10) Noce A, et al：Is low-protein diet a possible risk factor of malnutrition in chronic kidney disease patients？Cell Death Discov 2016, 2：16026
11) Fouque D, et al：A proposed nomenclature and diagnostic criteria for protein-energy wasting in acute and chronic kidney disease. Kidney Int 2008, 73：391-398
12) 日本腎臓学会 サルコペニア・フレイルを合併した CKD の食事療法検討ワーキンググループ：サルコペニア・フレイルを合併した保存期 CKD の食事療法の提言. 日腎会誌 2019, 61：525-556
13) Chaves PH, et al：Impact of anemia and cardiovascular disease on frailty status of community-dwelling older women：the Women's Health and Aging Studies I and II. J Gerontol A Biol Sci Med Sci 2005, 60：729-735

貧血とフレイル

▶高齢者では貧血の割合が高い

高齢者では貧血の有病率が高い．2019 年の国民健康・栄養調査によると，WHO 基準で定義した貧血（男性：Hb < 13.0 g/dL，女性：Hb < 12.0 g/dL）の割合は，65 歳以上では 15.6%，75 歳以上では 27.3%であった．介護老人保健施設では男女ともに 50%以上と報告されている[1]．加齢により Hb 値は低下するため，わが国では男女一律に Hb < 11 g/dL を高齢者の貧血としている[2]．エビデンスの多くが貧血の定義に WHO 基準を用いているため，注意が必要である．

▶貧血はフレイルを含めさまざまなリスクとなる

高齢者の貧血はフレイルのリスクとなる．実際，17 報の横断研究のメタ解析では，貧血があるとフレイルの頻度は 2 倍以上（OR：2.24，95%CI：1.53～3.30）になり，また，フレイルの 1/3 以上が貧血であった[3]．慢性炎症や低栄養，CKD は貧血，フレイル双方の原因となるが，65 歳以上の住民 1,829 名を対象とした横断研究では，年齢，性別，経済状況，炎症，栄養状態，腎機能を多変量解析で調整しても貧血はフレイルの独立したリスクであった[4]．70 歳以上の男性 917 名を最長 5 年間追跡した縦断研究では，貧血はその後のフレイルのリスク（OR：1.8，95%CI：1.14～2.85）であり，貧血患者では現在フレイルを呈していなくても，その後の経過に注意が必要である[5]．加えて，貧血は心血管疾患，不眠，気分の落ち込み，QOL 低下のみならず実行機能を含めた認知機能低下，身体機能低下，転倒，骨折，頻回の入院，入院期間の延長，死亡のリスクとなる[6]．

▶貧血の原因

貧血の原因は多岐にわたるが，高齢者の貧血の原因の 1/3 が栄養素欠乏（鉄，ビタミン B12，葉酸），1/3 が腎性貧血を含む慢性炎症，残り 1/3 が原因不明とされている[7]．栄養素欠乏や腎性貧血は治療可能な病態であり，適切に評価することが重要である．

▶貧血とフレイルの関連（図 1）

貧血とフレイルが関連する機序として，①慢性炎症や低栄養などの共通の背景による機序，②貧血によってリスクが増加する認知機能低下，転倒，骨折，心血管疾患などを介する機序，③酸素運搬能の低下から身体活動や身体機能の低下を介する機序などが挙げられる[8]．

▶高齢者の貧血にどう介入するか

高齢者の貧血を一律に治療すべきかは議論のあるところだが，少なくとも鉄，ビタミン B12・葉酸の欠乏，腎性貧血などの病態に対しては治療法が確立されているため，貧血の原因疾患を評価し，生命予後を考慮し，治療可能なものは適切に治療する必要がある．また，鉄欠乏性貧血の原因のほ

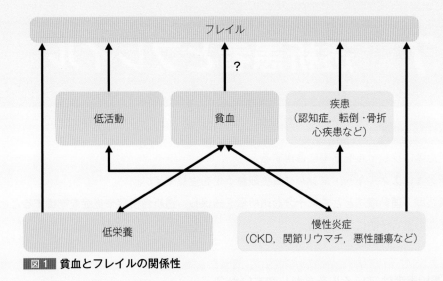

図1 貧血とフレイルの関係性

とんどが消化管出血に由来するため，消化管悪性腫瘍の検索や非ステロイド性抗炎症薬（NSAIDs）に由来する消化管潰瘍に留意が必要である．慢性炎症を背景とする場合には，原因疾患があればそれに対する治療がそのまま貧血の治療となる．加えて，低栄養，低活動，慢性炎症，疾患はそれぞれ相互に悪循環を形成しているため，それぞれに対する評価，介入も重要である．

（豊島堅志）

文献

1) 宇野久光：高齢者の貧血有病率の検討．日老医誌 2010，47：243-249
2) 大田雅嗣：高齢者の貧血．日老医誌 2011，48：20-23
3) Palmer K, et al：The relationship between anaemia and frailty：a systematic review and meta-analysis of observational studies. J Nutr Health Aging 2018, 22：965-974
4) Steinmeyer Z, et al：Hemoglobin concentration；a pathway to frailty. BMC Geriatr 2020, 20：202
5) Hirani V, et al：Cross-sectional and longitudinal associations between anemia and frailty in older Australian men：the Concord Health and Ageing in Men Project. J Am Med Dir Assoc 2015, 16：614-620
6) Stauder R, et al：Anemia at older age：etiologies, clinical implications, and management. Blood 2018, 131：505-514
7) Guralnik JM, et al：Prevalence of anemia in persons 65 years and older in the United States：evidence for a high rate of unexplained anemia. Blood 2004, 104：2263-2268
8) Cecchi F, et al：Hemoglobin concentration is associated with self-reported disability and reduced physical performance in a community dwelling population of nonagenarians：the Mugello Study. Intern Emerg Med 2017, 12：1167-1173

7 | 透析患者とフレイル

POINT

- 透析患者はフレイルを高率に合併する.
- 透析患者はエネルギー,タンパク質摂取量不足を生じやすい.
- 栄養摂取,運動療法とともに十分な透析量を確保し,透析合併症や炎症を制御することがフレイルの進行予防につながる.

Q1 ▶ 透析患者はフレイルをきたしやすいか?

透析患者は保存期 CKD 患者より高頻度にフレイルを合併する.これまでの報告では血液透析患者の 30〜73%,腹膜透析患者の 42.6〜69.4%がフレイルであった[1](表 1).わが国の横断研究でも,血液透析患者(n = 388,平均年齢 67.2 歳)の 21.4%にフレイル,52.6%にプレフレイルを合併していた[2].

Q2 ▶ 透析患者におけるフレイルの危険因子は何か?

わが国の観察研究では,年齢,内服薬数,糖尿病,栄養状態がフレイルと関連する独立した危険因子であった[2].米国での前向きコホート研究(n = 2,275,平均年齢 58 歳)では,すべての年齢区分において男性より女性,腹膜透析より血液透析患者のほうがフレイル発症のリスクが高いことが示されている[3].

Q3 ▶ 透析患者にフレイルを合併すると予後はどうなるか?

フレイルを合併した透析患者は,1 年以内の死亡率が 3 倍以上高く(HR:3.42,95%CI:2.45〜4.76),入院のリスクも上昇する(HR:1.90,95%CI:1.67〜2.17)[3].フレイルの透析患者は平均 6.7ヵ月の追跡期間にて 28.3%が転倒しており,年齢とは独立に 3.09 倍の転倒リスクがあった[4].また,北米の前向きコホート研究(n = 324,平均年齢 54.8 歳)にて,フレイルを合併した血液透析患者では 1 年後の認知機能が有意に低下したと報告されている[5].

Q4 ▶ フレイルを伴った透析患者を治療する際に注意すべき点は何か?

透析患者では,慢性炎症に関与する因子が増加し,malnutrition, inflammation, atherosclerosis(MIA)症候群と呼ばれる病態をきたす(図 1).慢性炎症は,低栄養を助長して protein energy wasting(PEW)を発症し,サルコペニア,フレイルに進行しやすくなり,赤血球造血刺激因子製剤の反応性を低下させ腎性貧血を悪化させる.慢性炎症は,血液浄化器などへの生体不適合や透析液清浄度の低下,慢性感染症,体液過剰による慢性心不全,尿毒症物質・AGEs(終末糖化産物)

表1 透析患者の約半数がフレイルである（文献1を参考に作成）

研究	患者数	平均年齢	頻度
血液透析患者			
Johansen, et al. 2007	2,775	58.2	67.7%
Bao, et al. 2012	1,576	59.6	73%
McAdams-DeMarco, et al. 2013	146	60.6	41.8%
McAdams-DeMarco, et al. 2013	95	60.5	46.3%
Johansen, et al. 2014	762	57.5	30%
Delgado, et al. 2015	390	63	48.4%
McAdams-DeMarco, et al. 2015	324	54.8	34%
腹膜透析患者			
Ng, et al. 2016	193	60.6	69.4%
Laurin, et al. 2016	129	76	42.6%

多くのコホート研究において，透析患者では約半数がフレイルであった．フレイルを合併した透析患者では，認知機能の低下，骨折・転倒，新規の入院，入院期間の延長，生命予後の悪化などが示されている．

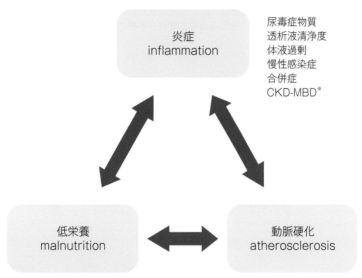

図1 MIA 症候群の概念図

透析患者では慢性炎症や低栄養，動脈硬化により形成される MIA 症候群と呼ばれる特徴的な病態が出現する．MIA 症候群の根幹には慢性炎症が存在するため，慢性炎症の遷延や進展に関与する機序を適切に捉え対処することが重要である．

※：CKD-MBD：CKD に伴う骨・ミネラル代謝異常

などの因子により発症するため，各病態に対する適切な管理が求められる[6, 7]（図2）．

Q5 ▶透析患者にフレイルや ADL 低下を合併した場合にどのような治療をすべきか？

　十分なエネルギー（30〜35 kcal/kg 体重 / 日）とタンパク質摂取量（0.9〜1.2 g/kg 体重 / 日が推奨）の確保が重要である[8]．透析患者の食事アドヒアランスの調査では，エネルギー，タンパク

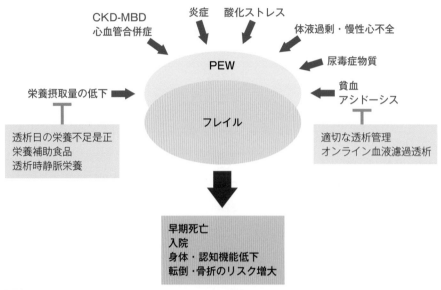

図2 透析患者におけるフレイル，PEW の要因とその対策

フレイルの多くは PEW を合併する．フレイルと PEW は，末期腎不全に伴う尿毒素，貧血，体液過剰・慢性心不全，CKD-MBD，心血管合併症，炎症，低栄養が主な要因になる．フレイルと PEW は早期死亡，入院リスク，身体・認知機能低下，転倒・骨折のリスク増大を招く．栄養状態の改善，十分な透析量の確保，適切な合併症管理が肝要である．

質の推奨量を下回る症例が半数以上であり，特に透析日で顕著であった[9]．急性疾患を合併した際にはさらなる栄養低下を招くため，静脈栄養や経腸栄養を検討する[10]．PEW を合併した患者において，栄養療法と運動療法の併用は栄養療法単独と比較して，身体機能・QOL が有意に改善したという報告もあり，栄養療法と運動療法を併せて進めていく[11, 12]．透析については，まずは十分な透析時間や血液流量の確保が重要であり，オンライン血液濾過透析では尿毒症物質の効率的な除去により，炎症の改善，タンパク質摂取量の増加，筋肉量の維持効果が示されている[13]．

（板橋美津世）

文献

1) Chowdhury R, et al：Frailty and chronic kidney disease：a systematic review. Arch Gerontol Geriatr 2017, 68：135-142

2) Takeuchi H, et al：The prevalence of frailty and its associated factors in Japanese hemodialysis patients. Aging Dis 2018, 9：192-207

3) Johansen KL, et al：Significance of frailty among dialysis patients. J Am Soc Nephrol 2007, 18：2960-2967

4) McAdams-DeMarco MA, et al：Frailty and falls among adult patients undergoing chronic hemodialysis：a prospective cohort study. BMC Nephrol 2013, 14：224

5) McAdams-DeMarco MA, et al：Frailty and cognitive function in incident hemodialysis patients. Clin J Am Soc Nephrol 2015, 10：2181-2189

6) Hanna RM, et al：A practical approach to nutrition, protein-energy wasting, sarcopenia, and cachexia in patients with chronic kidney disease. Blood Purif 2020, 49：202-211

7) Fouque D, et al：A proposed nomenclature and diagnostic criteria for protein-energy wasting in acute and chronic kidney disease. Kidney Int 2008, 73：391-398

8) 日本透析医学会学術委員会栄養問題検討ワーキンググループ：サルコペニア・フレイルを合併した透析期 CKD

の食事療法：透析会誌 2019, 52：397-399

9) Lambert K, et al：An integrative review of the methodology and findings regarding dietary adherence in end stage kidney disease. BMC Nephrol 2017, 18：318

10) 日本透析医学会 透析患者に対する静脈栄養剤投与ならびに経腸栄養に関する提言検討委員会：慢性維持透析患者に対する静脈栄養ならびに経腸栄養に関する提言. 透析会誌 2020, 53：373-391

11) 日本腎臓リハビリテーション学会（編）：腎臓リハビリテーションガイドライン, 南江堂, 2018

12) Hristea D, et al：Combining intra-dialytic exercise and nutritional supplementation in malnourished older haemodialysis patients：towards better quality of life and autonomy. Nephrology 2016, 21：785-790

13) Molina P, et al：The effect of high-volume online haemodiafiltration on nutritional status and body composition：the ProtEin Stores prEservaTion（PESET）study. Nephrol Dial Transplant 2018, 33：1223-1235

8 | COPD とフレイル

POINT

- COPD 患者ではフレイルの有病率が高い.
- 全身性炎症が COPD 患者におけるフレイルの危険因子である可能性が考えられる.
- COPD にフレイルが合併すると，入院，急性増悪，死亡のリスクが増加する.
- 積極的な呼吸リハビリテーションによって，合併するフレイルの改善が期待できる.

Q1 ▶ COPD はフレイルをきたしやすいか？

COPD 患者におけるフレイルの有病率は高い．メタ解析の結果，プレフレイルの有病率は 56%，フレイルの有病率は 19% であり，COPD におけるフレイルの OR は 1.97 倍と報告されている[1]（表 1）．ただし，COPD とフレイルとの関連を示す縦断研究は乏しい.

Q2 ▶ COPD におけるフレイルの危険因子は何か？

COPD におけるフレイル発症の危険因子を明らかにした縦断研究は乏しい．横断研究では重度の気流制限，呼吸困難，頻回増悪がある患者でフレイルの頻度が高くなっている[2].

しかし，COPD 患者の身体活動性の低下にはサルコペニアが関与していると想定されており，その原因は全身性炎症に基づく栄養障害である．したがって，COPD の全身性炎症はフレイルの危険因子である可能性が高い．栄養リスクを BMI，予期しない体重減少，除脂肪体重の低下により層別化することで，身体活動性の低下や，心血管リスク，死亡リスクの予測に役立つ可能性がある[3]（図 1）.

Q3 ▶ COPD にフレイルを合併すると予後はどうなるか？

COPD 患者における身体活動性の低下が最大の死亡リスクであることが，前向きコホート研究の結果として示されている[4].

COPD にフレイル（CHS 基準）が合併すると，入院，急性増悪，および死亡のリスクが増加する[5]（図 2）．また，極めて肺機能の低下した COPD 患者（%1 秒量：26%）を対象としたランダム化比較試験のデータを用いた後向き研究でも，フレイルを合併すると 2 年間の死亡の HR が 1.86 倍と有意に高くなることが示されている[6].

Q4 ▶ フレイルを伴った COPD を治療する際に注意すべき点は何か？

COPD 患者の薬物療法として，LAMA（長時間作用性ムスカリン受容体拮抗薬）と LABA（長時間作用性 β_2 刺激薬），および両者の併用が勧められる．特に，LAMA/LABA の併用療法は肺

表1 COPD 患者におけるプレフレイル，フレイルの頻度（文献1より作成）

研究	頻度（95%CI）
プレフレイル COPD 患者の頻度	
Maddocks, et al. 2016	0.64（0.61〜0.68）
Mittal, et al. 2015	0.61（0.45〜0.76）
Mittal, et al. 2016	0.64（0.55〜0.73）
Lahousse, et al. 2014	0.52（0.47〜0.57）
Lahousse, et al. 2016	0.51（0.46〜0.56）
Ng, et al. 2014	0.54（0.42〜0.65）
Pollack, et al. 2017	0.48（0.44〜0.53）
Serra-Prat, et al. 2016	0.55（0.39〜0.70）
Watanabe, et al. 2017	0.60（0.56〜0.64）
de Albuquerque Sousa, et al. 2012	0.55（0.32〜0.76）
Vaz Fragoso, et al. 2012	0.54（0.48〜0.60）
overall（I^2=80.8%, *P*=0.000）	**0.56（0.52〜0.60）**
フレイル COPD 患者の頻度	
Lahousse, et al. 2014	0.10（0.08〜0.13）
Lahousse, et al. 2016	0.10（0.07〜0.14）
Maddocks, et al. 2016	0.26（0.23〜0.29）
Mittal, et al. 2015	0.22（0.11〜0.38）
Mittal, et al. 2016	0.17（0.11〜0.25）
Ng, et al. 2014	0.12（0.06〜0.21）
Pollack, et al. 2017	0.17（0.14〜0.21）
Serra-Prat, et al. 2016	0.18（0.08〜0.33）
Valenza, et al. 2016	0.64（0.54〜0.74）
Vaz Fragoso, et al. 2012	0.10（0.06〜0.14）
Veronese, et al. 2017	0.09（0.06〜0.12）
Watanabe, et al. 2017	0.14（0.11〜0.18）
de Albuquerque Sousa, et al. 2012	0.32（0.14〜0.55）
overall（I^2=94.4%, *P*=0.000）	**0.19（0.14〜0.24）**

2012年1月から2017年10月までの論文について，それぞれの研究の質を the Newcastle-Ottawa Scale に基づき2名が独立に評価．ランダム効果モデルと Mantel-Haenszel 法により，統合推定値を算出した．I^2 統計量がいずれも非常に大きく，採用された論文の異質性が高いため，解釈には注意が必要である．

機能の改善[7〜10]とともに，自覚症状[11, 12]や運動耐容能[13]を改善するため，結果的に身体活動性の低下を防ぐうえで役立つと考えられている．

　また，喘息を合併する COPD は増悪の頻度が高く，重度の増悪をきたす割合も高い[14]．そして，併存する喘息に対する管理が不十分であると，その予後が明らかに不良である（HR：12.5）こと

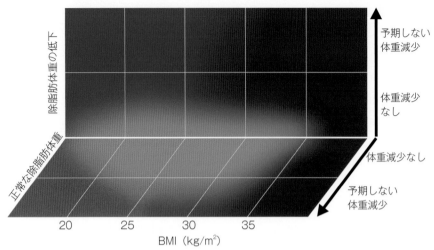

図中のラベル：

除脂肪体重の低下

正常な除脂肪体重

予期しない
体重減少

体重減少
なし

体重減少なし

予期しない
体重減少

BMI（kg/m²）

■ 低リスク
■ 心血管リスクの上昇　　　　　■ 身体活動性の低下と心血管リスクの上昇
■ 死亡リスクの上昇　　　　　　■ 身体活動性の低下と死亡リスクの上昇

図1　COPD 患者における栄養リスク層別化ダイアグラム
栄養リスクを BMI，予期しない体重減少，除脂肪体重の低下により層別化することで，身体活動性の低下や，心血管リスク，死亡リスクの予測に役立つ可能性がある．（文献 3 より）

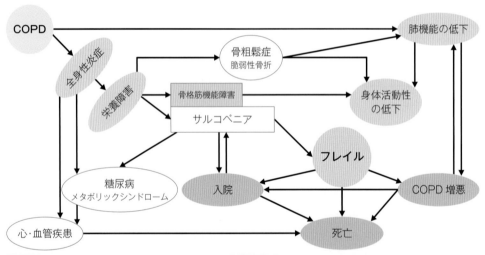

図中のラベル：COPD，全身性炎症，栄養障害，骨粗鬆症 脆弱性骨折，骨格筋機能障害，サルコペニア，肺機能の低下，身体活動性の低下，フレイル，糖尿病 メタボリックシンドローム，入院，COPD 増悪，心・血管疾患，死亡

図2　COPD とフレイル・サルコペニアの病態相関図
COPD に伴う全身性炎症は，心・血管疾患や糖尿病・メタボリックシンドローム，骨粗鬆症などの併存疾患の原因と推定されている．全身性炎症は栄養障害を介してサルコペニア・フレイルを引き起こし，COPD 増悪や入院・死亡のリスクが増大する．

が示されている[15]．したがって，喘息を合併する場合にはその管理として ICS（吸入ステロイド薬）を併用することも重要である．

　栄養と運動における一般的なフレイルへの介入も有用であるが，ホエイペプチドを含む栄養補助食品を低強度の運動療法と併用することが，炎症の制御，運動耐容能や健康関連 QOL の改善に有用である可能性が pilot study の結果として示されており[16]，COPD の全身性炎症を直接制御する

栄養介入が考慮されるようになるかもしれない.

Q5 ▶ COPD にフレイルや ADL 低下を合併した場合にどのような治療をすべきか？

　呼吸リハビリテーションの有効性が示されている. フレイルのある COPD 患者でも，これを完遂することができれば，息切れを含む自覚症状，握力，大腿筋力，歩行速度・歩行距離，うつや不安の改善が得られ，フレイルからプレフレイル，健常な状態へと回復し得ることが，前向きコホート研究の結果として示されている [17].

（山本　寛）

文献

1) Marengoni A, et al：The relationship between COPD and frailty：a systematic review and meta-analysis of observational studies. Chest 2018, 154：21-40
2) Lahousse L, et al：Risk of frailty in elderly with COPD：a population-based study. J Gerontol A Biol Sci Med Sci 2016, 71：689-695
3) Schols AM, et al：Nutritional assessment and therapy in COPD：a European Respiratory Society statement. Eur Respir J 2014, 44：1504-1520
4) Waschki B, et al：Physical activity is the strongest predictor of all-cause mortality in patients with COPD：a prospective cohort study. Chest 2011, 140：331-342
5) Zhang D, et al：Four different frailty models predict health outcomes in older patients with stable chronic obstructive pulmonary disease. BMC Geriatr 2022, 22：57
6) Kennedy CC, et al：Frailty and clinical outcomes in chronic obstructive pulmonary disease. Ann Am Thorac Soc 2019, 16：217-224
7) Cazzola M, et al：The scientific rationale for combining long-acting beta2-agonists and muscarinic antagonists in COPD. Pulm Pharmacol Ther 2010, 23：257-267
8) Decramer M, et al：Efficacy and safety of umeclidinium plus vilanterol versus tiotropium, vilanterol, or umeclidinium monotherapies over 24 weeks in patients with chronic obstructive pulmonary disease：results from two multicentre, blinded, randomised controlled trials. Lancet Respir Med 2014, 2：472-486
9) Beeh KM, et al：The 24-h lung-function profile of once-daily tiotropium and olodaterol fixed-dose combination in chronic obstructive pulmonary disease. Pulm Pharmacol Ther 2015, 32：53-59
10) Bateman ED, et al：Dual bronchodilation with QVA149 versus single bronchodilator therapy：the SHINE study. Eur Respir J 2013, 42：1484-1494
11) Mahler DA, et al：Dual bronchodilation with QVA149 reduces patient-reported dyspnoea in COPD：the BLAZE study. Eur Respir J 2014, 43：1599-1609
12) Mahler DA, et al：FLIGHT1 and FLIGHT2：efficacy and safety of QVA149 (indacaterol/glycopyrrolate) versus its monocomponents and placebo in patients with chronic obstructive pulmonary disease. Am J Respir Crit Care Med 2015, 192：1068-1079
13) Beeh KM, et al：Effect of QVA149 on lung volumes and exercise tolerance in COPD patients：the BRIGHT study. Respir Med 2014, 108：584-592
14) Hardin M, et al：The clinical features of the overlap between COPD and asthma. Respir Res 2011, 12：127
15) Silva GE, et al：Asthma as a risk factor for COPD in a longitudinal study. Chest 2004, 126：59-65
16) Sugawara K, et al：Effect of anti-inflammatory supplementation with whey peptide and exercise therapy in patients with COPD. Respir Med 2012, 106：1526-1534
17) Maddocks M, et al：Physical frailty and pulmonary rehabilitation in COPD：a prospective cohort study. Thorax 2016, 71：988-995

9 | 肝硬変とフレイル

POINT

- 肝硬変患者におけるフレイルの頻度は非常に高い.
- 肝硬変にフレイルを合併すると予後不良である.
- フレイルを伴った肝硬変患者に対しては，多職種での介入が必須である.

Q1 ▶ 肝硬変はフレイルをきたしやすいか？

　肝硬変はフレイルやサルコペニアをきたしやすい. 外来の肝硬変患者のフレイル（Liver Frailty Index™：LFI*）の有病率は17～43％であり，入院患者での肝性脳症合併例では38％に達する[1]. わが国の肝硬変患者のフレイル（J-CHS基準）の頻度は14.2～28.4％[2,3]で，メタ解析におけるサルコペニアの頻度は48.1％で男性に多い[4]. 肝疾患におけるサルコペニア判定基準（第2版）では，歩行速度ではなく握力を筋力評価として用いることが提唱されている[5].

*LFI：握力，5回椅子立ち上がりテスト，バランステストで評価する.

Q2 ▶ 肝硬変におけるフレイルの危険因子は何か？

　危険因子に関する研究は少ないが，タンパクエネルギー低栄養状態（protein-energy malnutrition：PEM）によって生じるさまざまな要因が関連している. 肝硬変では，分岐鎖アミノ酸（BCAA）低下，炎症性サイトカインの活性化，アンモニア高値，性腺機能低下，低栄養がサルコペニアの要因になり得る（図1）. 肝臓のエネルギー代謝を補うために結果として筋力低下を招き，高齢者特有のアナボリックレジスタンス*も相まってサルコペニアを引き起こす. また，肝硬変によるタンパク質合成の低下が体液貯留をもたらし，身体活動の低下にもつながる. 肝疾患と関連した代謝異常（インスリン抵抗性，全身炎症など）や高アンモニア血症が引き起こす肝性脳症もフレイル発症の重大な病因として考えられている[1]. 非アルコール性脂肪性肝疾患（NAFLD）由来肝硬変におけるフレイルはBMIや上腕周囲長と関連したが，アルコール性肝硬変はMELDスコア（Model for End-Stage Liver Disease score）と関連した[6].

*アナボリックレジスタンス：手術や外傷などの急性疾患，慢性炎症性疾患，加齢，運動不足などにより，アミノ酸を含む栄養素の摂取後，筋組織でのタンパク合成が正常に行われなくなる同化の抵抗性のこと.

Q3 ▶ 肝硬変にフレイルを合併すると予後はどうなるか？

　肝硬変患者がフレイル（LFIで評価）を伴うと，肝硬変の増悪または死亡のリスク，および予期しない入院のリスクはそれぞれ2.45倍，2.32倍となる[7]. 肝移植待機中の患者においても，3ヵ月間のフレイルの悪化は死亡のリスク2.04倍の増加と関連し，フレイルの改善は死亡リスクの減少

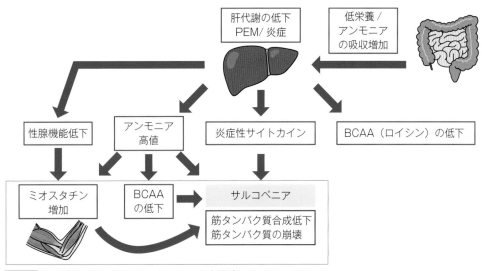

図1 肝硬変におけるサルコペニアの発症機序（文献 13 より）

をもたらした[8]．肝硬変患者の1年間の骨格筋減少率は Child-Pugh 分類 class A で 1.3%，class B で 3.5%，class C では 6.1% とされており，一般の筋肉減少率（約 1%）と比較して早く[9]，サルコペニアが合併すると死亡リスクは 2.45 倍となる[4]（表 1）．

Q4 ▶ フレイルを伴った肝硬変を治療する際に注意すべき点は何か？

一般的な食事療法，運動療法に加えて，肝性脳症に対する BCAA 製剤や腸管非吸収性抗菌薬，就寝前補食療法（late evening snack：LES），腹水などの体液貯留に対する利尿薬投与を行う（図2）．アルコール多飲に対する介入や糖尿病に対する治療も行う．11 件の研究（うち，ランダム化比較試験は 5 件）で，代償性・非代償性肝硬変患者における運動（有酸素運動とレジスタンス運動の組み合わせ）はフレイルに対して有効であった[10]．肝細胞癌を対象としたランダム化比較試験では，病院での運動は LFI を改善させた[11]．少なくとも 35 kcal/kg 標準体重 / 日のエネルギー量と 1.2〜1.5 g/kg 体重 / 日のタンパク質，ビタミン D の摂取を勧める．

Q5 ▶ 肝硬変にフレイルや ADL 低下を合併した場合にどのような治療をすべきか？

訪問看護やデイサービス，理学療法も有用である[12]．認知機能障害による服薬アドヒアランス低下への対策も講じる．Child-Pugh 分類 class C への運動療法のエビデンスは確立していない．

（松川美保）

文献

1) Lai JC, et al：Malnutrition, frailty, and sarcopenia in patients with cirrhosis：2021 practice guidance by the American Association for the Study of Liver Diseases. Hepatology 2021, 74：1611-1644
2) Saeki C, et al：Relationship between osteosarcopenia and frailty in patients with chronic liver disease. J Clin Med 2020, 9：2381
3) Nishikawa H, et al：Sarcopenia and frailty in chronic liver damage：common and different points. In Vivo

表1 肝硬変患者におけるサルコペニアの死亡と合併症のリスク

（文献4より作成）

a. 死亡リスク

研究	HR （95%CI）
アジアの研究	
Hanai, et al. 2015	3.03 （1.37〜6.70）
Masuda, et al. 2014	2.06 （1.01〜4.20）
fixed	**2.45 （1.44〜4.16）**
random	**2.45 （1.44〜4.16）**
ヨーロッパの研究	
Montano-Loza, et al. 2014	1.23 （0.77〜1.97）
Montano-Loza, et al. 2012	2.21 （1.23〜3.96）
Tandon, et al. 2012	2.36 （1.23〜4.53）
Tslen, et al. 2014	1.34 （0.63〜2.85）
Walts, et al. 2014	1.03 （1.02〜1.04）
fixed	**1.03 （1.02〜1.04）**
random	**1.45 （1.00〜2.09）**
fixed overall	**1.03 （1.02〜1.04）**
random overall	**1.72 （1.27〜2.32）**

b. 肝移植後の合併症リスク

研究	OR （95%CI）
Masuda, et al. 2014	5.31 （1.53〜18.41）
Montano-Loza, et al. 2014	2.03 （1.07〜3.84）
fixed	**2.48 （1.41〜4.37）**
random	**2.81 （1.15〜6.87）**

アジアでの死亡リスクは2.45倍，ヨーロッパでの死亡リスクは1.45倍とされる．また，肝移植後の合併症（敗血症または重症感染症）のリスクは2.81倍とされる．

2020，34：2549–2559
4）Kim G, et al：Prognostic value of sarcopenia in patients with liver cirrhosis：a systematic review and meta-analysis．PLoS One 2017，12：e0186990
5）Nishikawa H, et al：Reduced handgrip strength predicts poorer survival in chronic liver diseases：a large multicenter study in Japan．Hepatol Res 2021，51：957-967
6）Skladany L, et al：Frailty in nonalcoholic fatty liver cirrhosis：a comparison with alcoholic cirrhosis, risk patterns, and impact on prognosis．Can J Gastroenterol Hepatol 2021，2021：5576531
7）Wang S, et al：Frailty is associated with increased risk of cirrhosis disease progression and death．Hepatology 2022，75：600-609
8）Lai JC, et al：Changes in frailty are associated with waitlist mortality in patients with cirrhosis．J Hepatol 2020，73：575-581
9）Hanai T, et al：Rapid skeletal muscle wasting predicts worse survival in patients with liver cirrhosis．Hepatol Res 2016，46：743-751
10）Williams FR, et al：Review article：impact of exercise on physical frailty in patients with chronic liver

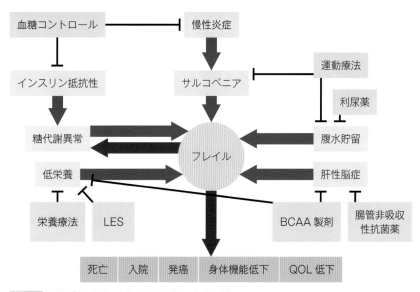

図2 肝硬変とフレイルとの関連とその対策

disease. Aliment Pharmacol Ther 2019, 50：988-1000

11）Tsuchihashi J, et al：Effects of in-hospital exercise on frailty in patients with hepatocellular carcinoma. Cancers 2021, 13：194

12）Bhanji RA, et al：Sarcopenia in hiding：the risk and consequence of underestimating muscle dysfunction in nonalcoholic steatohepatitis. Hepatology 2017, 66：2055-2065

13）西口修平 他：肝疾患とサルコペニア. 日内会誌 2018, 107：1713-1717

10 | 肥満・サルコペニア肥満とフレイル

POINT

- BMI 27.5〜30 kg/m² 以上の肥満やサルコペニア肥満はフレイルのリスクとなる.
- サルコペニア肥満は肥満単独と比較して死亡, 要介護, 手段的 ADL の低下, 転倒のリスクが高い.
- フレイルを伴った肥満やサルコペニア肥満では, 十分なタンパク質摂取を前提としたエネルギー制限を運動療法と組み合わせて行うことが重要である.

Q1 ▶ 肥満・サルコペニア肥満はフレイルをきたしやすいか?

痩せだけでなく肥満もフレイルのリスクとなる (図 1). わが国の京都府亀岡市在住の 65 歳以上の 7,191 名を対象とし, CHS 基準, 基本チェックリストで定義したフレイルと BMI との関連をみた研究では, 肥満 (BMI 27.5 kg/m² 以上) はフレイルのリスクであった[1]. また, メタ解析でも BMI 30 kg/m² 以上は ADL 低下のリスクとなることが示されている[2].

肥満にサルコペニアを合併したものをサルコペニア肥満という. その定義は定まっていないが, 体脂肪率高値と四肢骨格筋量低下または握力低下の組み合わせで診断される (図 2). サルコペニア肥満もフレイル (CHS 基準), 手段的 ADL 低下, ADL 低下のリスクがそれぞれ 2.00 倍, 1.36 倍, 1.58 倍となることが縦断研究で示されている[3].

Q2 ▶ 肥満・サルコペニア肥満におけるフレイルの危険因子は何か?

高齢期の過度の肥満は, 前述の通りフレイルや ADL 低下のリスクとなるが, 中年期の肥満も高齢期のフレイル発症のリスクとなる[4, 5]ため, 中年期からの予防が重要である.

Q3 ▶ 肥満・サルコペニア肥満にフレイルを合併すると予後はどうなるか?

肥満あるいはサルコペニア肥満にフレイルを合併した集団での検討はなく, 両者の合併による影響は明らかではないが, 肥満に身体的フレイルを合併した患者はサルコペニア肥満患者と重複する例が多いと考えられる (図 2).

サルコペニア肥満では肥満単独と比較し死亡[6] (図 3), 要介護[7], 手段的 ADL 低下[8], 転倒[9]のリスク増加が認められるため, 肥満と身体的フレイルの合併は予後不良と考えられる.

Q4 ▶ フレイルを伴った肥満・サルコペニア肥満を治療する際に注意すべき点は何か?

高齢者の肥満ではフレイル・サルコペニアに対するレジスタンス運動や多要素のトレーニングは重要であるが, 十分なタンパク質摂取を前提としたエネルギー制限の指導も有用であると報告され

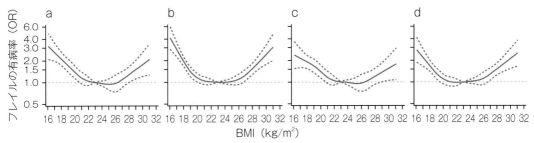

図1 痩せだけでなく肥満もフレイルのリスクとなる

a，b：crude model（a：CHS基準，b：基本チェックリスト）．c，d：adjusted model*（c：CHS基準，d：基本チェックリスト）．京都府亀岡市在住の65歳以上の7,191名を対象とした．

*adjusted model：年齢，性別，地域，運動習慣，アルコール消費量，教育歴，服薬数，家族構成，経済状況，身体活動，残歯，高血圧，糖尿病，脂質異常症で調整．（文献1より）

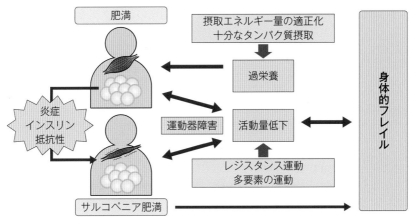

図2 サルコペニア肥満とフレイルとの関連およびその治療

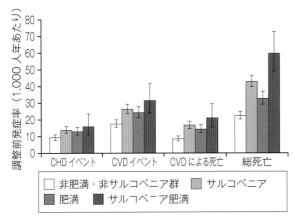

	ウエスト周囲径	中腕筋周囲径
非肥満・非サルコペニア群	≦102cm	>25.9cm
サルコペニア	≦102cm	≦25.9cm
肥満	>102cm	>25.9cm
サルコペニア肥満	>102cm	≦25.9

図3 サルコペニア肥満はサルコペニア単独あるいは肥満単独よりも予後不良

英国人の60~79歳の4,252名を対象とした前向きコホート研究．サルコペニアは中腕筋周囲径低値，肥満はウエスト周囲径高値で定義している．

CHD：coronary heart disease，CVD：cardiovascular disease（文献6より）

ている[10]（図2）．加えて，運動単独では減量効果が認められなかったとの報告もあり[11]，高齢者の肥満ではエネルギー制限も意識する必要がある．

ただし，エネルギー制限単独ではサルコペニアや骨密度低下を惹起するおそれがあるため，あくまで運動療法，十分なタンパク質摂取と組み合わせて行う．「高齢者肥満症診療ガイドライン2018」では，高齢者肥満の食事療法はエネルギー量 25 kcal/kg 標準体重 / 日以下を目安とし，現在の体重から3〜6ヵ月で3%の減少を目指す．タンパク質はフレイル・サルコペニア予防として少なくとも 1.0 g/kg 標準体重 / 日を摂取することとされている[12]．

> **Q5** ▶ 肥満・サルコペニア肥満にフレイルや ADL 低下を合併した場合にどのような治療をすべきか？

上記のように食事・運動療法が有用であるが，自分ひとりでは十分な運動療法の実施が困難であり，転倒リスクも高いため，監視下での運動や介護保険制度のデイケアを利用した介入が有用と考える．

（豊島堅志）

文献

1) Watanabe D, et al：A U-shaped relationship between the prevalence of frailty and body mass index in community-dwelling Japanese older adults：the Kyoto-Kameoka Study. J Clin Med 2020, 9：1367
2) Schaap LA, et al：Adiposity, muscle mass, and muscle strength in relation to functional decline in older persons. Epidemiol Rev 2013, 35：51-65
3) Hirani V, et al：Longitudinal associations between body composition, sarcopenic obesity and outcomes of frailty, disability, institutionalisation and mortality in community-dwelling older men：the Concord Health and Ageing in Men Project. Age Ageing 2017, 46：413-420
4) Strandberg TE, et al：Association of midlife obesity and cardiovascular risk with old age frailty：a 26-year follow-up of initially healthy men. Int J Obes（Lond）2012, 36：1153-1157
5) Stenholm S, et al：Midlife obesity and risk of frailty in old age during a 22-year follow-up in men and women：the Mini-Finland follow-up survey. J Gerontol A Biol Sci Med Sci 2014, 69：73-78
6) Atkins JL, et al：Sarcopenic obesity and risk of cardiovascular disease and mortality：a population-based cohort study of older men. J Am Geriatr Soc 2014, 62：253-260
7) Baumgartner RN：Body composition in healthy aging. Ann N Y Acad Sci 2000, 904：437-448
8) Baumgartner RN, et al：Sarcopenic obesity predicts instrumental activities of daily living disability in the elderly. Obes Res 2004, 12：1995-2004
9) Waters DL, et al：Osteoporosis and gait and balance disturbances in older sarcopenic obese New Zealanders. Osteoporos Int 2010, 21：351-357
10) Yin YH, et al：Effectiveness of nutritional advice for community-dwelling obese older adults with frailty：a systematic review and meta-analysis. Front Nutr 2021, 8：619903
11) Villareal DT, et al：Weight loss, exercise, or both and physical function in obese older adults. N Engl J Med 2011, 364：1218-1229
12) 日本老年医学会「高齢者の生活習慣病管理ガイドライン」作成ワーキング：高齢者肥満症診療ガイドライン2018. 日老医誌 2018, 55：464-538

11 | 骨粗鬆症とフレイル

POINT

- 骨粗鬆症とフレイルは相互に関連しており，骨粗鬆症患者はフレイルをきたしやすい.
- サルコペニア，FRAX 高値，椎体骨折や股関節骨折は，骨粗鬆症におけるフレイルのリスクとなる.
- 骨粗鬆症にフレイルまたはサルコペニアを合併すると骨折，QOL 低下，死亡をきたしやすい.
- 運動療法・食事療法とともに，ビスホスホネート製剤，活性型ビタミン D 製剤などの経口薬または PTH 製剤，抗 RANKL 抗体製剤などの注射製剤による薬物療法が推奨される.
- 易転倒性や低栄養の対策，適切な生活習慣病の治療，薬物療法など総合的な治療を行い，骨折を予防する.

Q1 ▶ 骨粗鬆症はフレイルをきたしやすいか？

骨粗鬆症とフレイルは相互に関連しており，骨粗鬆症患者はフレイルをきたしやすい. フレイルの高齢者では骨粗鬆症の有病率が高い[1]. わが国のコホート研究である ROAD study では，骨粗鬆症患者におけるフレイルの合併率は 11.5％であった[2]. 台湾の横断研究では，フレイルがあると骨粗鬆症は 7.73 倍，大腿骨骨折の既往は 8.66 倍の頻度であった[3]. また，ROAD study では，骨粗鬆症があるとフレイル発症のリスクが 3.07 倍に上昇した[2]（表 1）.

Q2 ▶ 骨粗鬆症におけるフレイルの危険因子は何か？

サルコペニア，骨折リスク評価ツールである Fracture Risk Assessment Tool® （FRAX）高値，椎体骨折や股関節骨折は，骨粗鬆症におけるフレイルのリスクとなる. ROAD study では，骨粗鬆症にサルコペニアが合併するとフレイルのリスクは 5.80 倍となった[2]. また，FRAX の高値は骨密度の指標の有無にかかわらずフレイルの発症を予測した[4].

Q3 ▶ 骨粗鬆症にフレイルを合併すると予後はどうなるか？

骨粗鬆症にフレイルまたはサルコペニアを合併すると，骨折，QOL 低下，死亡をきたしやすい. 骨粗鬆症患者ではフレイル（CaMos Frailty Index：累積モデルのフレイル評価法の 1 つ）の悪化とともに椎体骨折や股関節骨折のリスクが上昇した[5]. メタ解析では，骨粗鬆症とサルコペニアが合併したオステオサルコペニアでは骨折，死亡，転倒のリスクがそれぞれ 2.46 倍，1.66 倍，1.62 倍であった[6]（表 2）. 骨折の既往のある閉経後骨粗鬆症患者は，骨折がない患者と比較して障害調整生存年（disability-adjusted living years：DALY）が高かった[7]. また，メタ解析では，股関節骨折をきたした患者で術前にフレイルがある患者は，フレイルがない患者と比較して院内死亡率，30

表1 **骨粗鬆症とフレイルの関係**（文献2より作成）

	HR（95%CI）	P
目的変数		
フレイル発生		
説明変数		
サルコペニアあり	1.59（0.43〜5.92）	0.490
大腿骨頸部かつ/またはL2〜4椎骨の骨粗鬆症	3.07（1.28〜7.36）	0.012
調整変数		
年齢	1.12（1.05〜1.19）	< 0.001
性別	1.54（0.57〜4.16）	0.393
居住地域	0.75（0.35〜1.58）	0.447
BMI（kg/m^2）	1.15（1.03〜1.30）	0.016
喫煙習慣	1.57（0.34〜7.38）	0.566
飲酒習慣	1.12（0.46〜2.71）	0.797

ROAD study（60歳以上の日本人1,083名の4年間のコホート研究）による検討結果．骨粗鬆症の存在は，フレイル発生のリスクを有意に上昇させる．

表2 **骨粗鬆症にフレイル/サルコペニアが合併したオステオサルコペニアの予後**
（文献6より作成）

研究	HR（95%CI）
骨折	
Chow, et al. 2014	4.90（1.80〜13.30）
Yu, et al. 2014	3.49（1.76〜6.90）
Chalhoub, et al. 2015（men）	3.79（2.65〜5.41）
Chalhoub, et al. 2015（women）	2.27（1.37〜3.76）
Hars, et al. 2016	3.39（1.54〜7.46）
Trajanoska, et al. 2018	2.59（1.41〜4.45）
Balogun, et al. 2019	1.48（0.83〜2.64）
Scott, et al. 2019	1.87（1.07〜3.26）
Salech, et al. 2020	1.54（1.13〜2.08）
overall（I^2 = 63.0%, P = 0.006）	**2.46（1.83〜3.30）**
死亡	
Kaplan, et al. 2017	9.40（1.20〜75.40）
Balogun, et al. 2019	1.49（1.01〜2.21）
Salech, et al. 2020	1.80（1.09〜2.98）
overall（I^2=35.2%, P=0.214）	**1.66（1.23〜2.26）**
転倒	
Kaplan, et al. 2017	2.53（1.43〜4.47）
Scott, et al. 2019	1.41（1.02〜1.95）
Salech, et al. 2020	1.60（1.07〜2.38）
overall（I^2=34.1%, P=0.219）	**1.62（1.28〜2.04）**

19,836名を対象とした8つのコホート研究による検討結果．骨粗鬆症にフレイルまたはサルコペニアを合併したオステオサルコペニアは，骨折，死亡，転倒のリスクが高くなる．

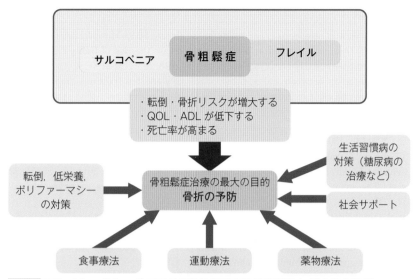

図1 フレイル・サルコペニアがある骨粗鬆症の治療目的と総合的な治療

日死亡率，術後合併症のリスクが2.93倍，2.85倍，1.79倍と上昇していた．骨粗鬆症にフレイルを合併すると，股関節骨折患者の術後アウトカムに影響する[8)]．

Q4 ▶フレイルを伴った骨粗鬆症を治療する際に注意すべき点は何か？

運動療法・食事療法とともに，ビスホスホネート製剤，活性型ビタミンD製剤などの経口薬または PTH 製剤，抗 RANKL 抗体製剤などの注射製剤による薬物療法が推奨される．運動による事故や転倒リスクを防ぐために下肢のレジスタンス運動から開始することが望ましい[9)]．ビタミンD製剤は転倒を抑制する作用がある[10)]ものの，骨粗鬆症に対するカルシウム摂取とビタミンDサプリメントの有用性には統一した見解がなく，個々の状態に応じて摂取を検討する必要がある．

Q5 ▶骨粗鬆症にフレイルや ADL 低下を合併した場合にどのような治療をすべきか？

食事療法，運動療法，薬物療法に加えて，転倒，低栄養，ポリファーマシーの対策や適切な生活習慣病の治療，社会サポートなど総合的な治療を行い，骨折を予防する（図1）．アイスランドの研究では，一度骨折をきたすと，1年以内に再度骨折するリスクが増大することが示された．そのため，薬物治療を直ちに開始し，骨密度の回復を図る必要性が示唆されている[11)]．ただし，フレイルや ADL の低下を合併している場合には，通常，ポリファーマシーの弊害を避けるために処方の減量を考慮する．薬剤の追加によるメリットと，薬剤の減量によるメリットの双方について考慮し，骨折リスクを減らしつつ総合的なケアを促進する必要がある．International Conference on Frailty and Sarcopenia Research（ICFSR）タスクフォースでは，骨強度の回復のためにまずは抗スクレロスチン抗体のロモソズマブや PTH 製剤のテリパラチドを投与し，次に骨量維持のために骨吸収抑制薬へ切り替えるなどの対策を推奨している[12)]．

（千葉優子）

文献

1) Li G, et al：An overview of osteoporosis and frailty in the elderly. BMC Musculoskelet Disord 2017, 18：46
2) Yoshimura N, et al：Do sarcopenia and/or osteoporosis increase the risk of frailty？ A 4-year observation of the second and third ROAD study surveys. Osteoporos Int 2018, 29：2181-2190
3) Liu LK, et al：Association between frailty, osteoporosis, falls and hip fractures among community-dwelling people aged 50 years and older in Taiwan：results from I-Lan Longitudinal Aging study. PLoS One 2015, 10：e0136968
4) Tembo MC, et al：The association between a fracture risk tool and frailty：Geelong Osteoporosis Study. BMC Geriatr 2020, 20：196
5) Kennedy CC, et al：A frailty index predicts 10-year fracture risk in adults age 25 years and older：results from the Canadian Multicentre Osteoporosis Study (CaMos). Osteoporos Int 2014, 25：2825-2832
6) Teng Z, et al：The analysis of osteosarcopenia as a risk factor for fractures, mortality, and falls. Osteoporos Int 2021, 32：2173-2183
7) Darbà J, et al：Disability-adjusted-life-years losses in postmenopausal women with osteoporosis：a burden of illness study. BMC Public Health 2015, 15：324
8) Ma Y, et al：Effects of frailty on outcomes following surgery among patients with hip fractures：a systematic review and meta-analysis. Front Med (Lausanne) 2022, 9：829762
9) Daly RM, et al：Exercise for the prevention of osteoporosis in postmenopausal women：an evidence-based guide to the optimal prescription. Braz J Phys Ther 2019, 23：170-180
10) Richy F, et al：Differential effects of D-hormone analogs and native vitamin D on the risk of falls：a comparative meta-analysis. Calcif Tissue Int 2008, 82：102-107
11) Kannis JA, et al：Characteristics of recurrent fractures. Osteoporosis Int 2018, 29：1747-1757
12) Rolland Y, et al：Osteoporosis in frail older adults：recommendations for research from the ICFSR task force 2020. J Frailty Aging 2021, 10：168-175

12 認知機能障害とフレイル

POINT

● 認知機能障害はフレイルをきたしやすく，フレイルは認知機能障害をきたしやすい．フレイルと認知機能障害は双方向の関係があり，悪循環を形成し得る．

● 認知機能障害とフレイルを合併した場合，死亡や生活機能障害をきたしやすい．

● 認知機能障害とフレイルを合併している高齢者は，総合的な評価と，運動，栄養，認知，心理，社会的サポートなどの総合的な対策が必要である．

Q1 ▶認知機能障害はフレイルをきたしやすいか？

　認知機能障害は身体的フレイル（以下，本項ではフレイルと記載）をきたしやすい．これまでに，認知機能障害（Mini-Mental State Examination[*1]が21点未満）の高齢者はフレイルになりやすいと報告されている[1]．また，軽度認知障害の段階ではフレイルは不変，もしくは改善し得るが，認知症が重度になるほどフレイルが進行すると報告されている[2]．逆に，フレイルは認知機能低下や認知症（特に血管性認知症）の危険因子でもある[3, 4]（図1，表1）．すなわち，フレイルと認知機能障害は双方向の関係があり，悪循環を形成し得る（図2）．

　認知機能障害（Clinical Dementia Rating[*2] = 0.5）とフレイルが共存し，アルツハイマー型認知症もしくはその他の認知症ではない状態として，認知的フレイル（cognitive frailty）とする概念が提唱されている[5]（図3）．研究によって定義や対象集団にばらつきがあり，有病率は1〜20％と幅広く報告されている[6, 7]．介入により認知機能の改善が期待されるため，早期発見に努める必要がある．

[*1] Mini-Mental State Examination：認知症のスクリーニング検査．30点満点で，23点以下を認知症の疑いと判定する．

[*2] Clinical Dementia Rating：認知症の重症度を評価するためのスケール．0（健常）〜3（重度認知症）で判定され，0.5は認知症の疑い．

Q2 ▶認知機能障害におけるフレイルの危険因子は何か？

　認知機能障害の重症度が，フレイルの危険因子である[1, 2]．認知機能障害の進行とフレイルの危険因子の多くは共通しており，糖尿病，脂質異常症，高血圧症などの心血管疾患リスク，低栄養，身体活動低下，抑うつなどの心理的要因，孤立，性ホルモン異常，炎症性マーカー高値（IL-8，IL-6，TNF-α）などが共通する危険因子とされている[8, 9]（図4）．

Q3 ▶認知機能障害にフレイルを合併すると予後はどうなるか？

　認知機能障害にフレイルを合併した場合，認知機能障害単独またはフレイル単独よりも死亡，認

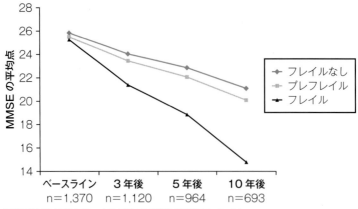

図1 身体的フレイルは認知機能が低下しやすい

65歳以上の地域在住高齢者1,370名を対象としてフレイルはCHS基準で定義し，10年間のMini-Mental State Examinaton（MMSE，0〜30点）の変化を調査した．年齢，性別，婚姻の有無，教育歴，既往，抑うつ，視力障害の有無で補正している．（文献3より）

表1 身体的フレイルは認知症（特に血管性認知症）の発症予測因子である

（文献4より作成）

研究	HR（95%CI）
A. アルツハイマー型認知症	
1. フレイル vs 健常者	
Gray, et al. 2013	1.08（0.74〜1.57）
Solfrizzi, et al. 2013	0.62（0.20〜1.91）
Avila-Funes, et al. 2012	1.23（0.79〜1.91）
Buchman, et al. 2007	2.10（1.27〜3.47）
subtotal（95%CI）	**1.28（1.00〜1.63）**
2. プレフレイル vs 健常者	
Gray, et al. 2013	0.76（0.61〜0.94）
Avila-Funes, et al. 2012	1.19（0.92〜1.53）
subtotal（95%CI）	**0.91（0.78〜1.08）**
B. 血管性認知症	
1. フレイル vs 健常者	
Solfrizzi, et al. 2013	2.68（1.08〜6.66）
Avila-Funes, et al. 2012	2.73（1.05〜7.11）
subtotal（95%CI）	**2.70（1.40〜5.23）**
C. すべての認知症	
1. フレイル vs 健常者	
Avila-Funes, et al. 2012	1.20（0.85〜1.69）
Gray, et al. 2013	1.85（1.14〜2.99）
Solfrizzi, et al. 2013	1.24（0.85〜1.81）
subtotal（95%CI）	**1.33（1.07〜1.67）**
2. プレフレイル vs 健常者	
Avila-Funes, et al. 2012	0.84（0.69〜1.03）
Gray, et al. 2013	1.20（0.96〜1.50）
subtotal（95%CI）	**0.98（0.85〜1.14）**

7つの研究の系統的レビューのまとめ．フレイルはCHS基準またはその変法で定義した．

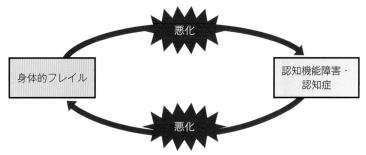

図2 身体的フレイルと認知機能障害・認知症は悪循環を形成する

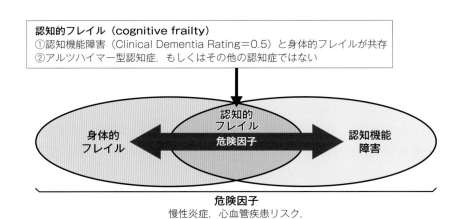

図3 認知的フレイル（cognitive frailty）とその危険因子

知症発症，生活機能障害などをきたしやすく，予後が不良である．メタ解析によって，認知機能障害とフレイルを合併した高齢者はフレイルのみをもつ高齢者に比べ，死亡，認知症発症のリスクが高いことが報告されている[10]．また，わが国で行われた縦断研究により，認知機能障害とフレイルを合併した高齢者はフレイル単独，および認知機能障害単独よりも，生活機能障害（手段的 ADL 低下）を生じやすいことが報告されている[11]．

Q4 ▶ フレイルを伴った認知機能障害を治療する際に注意すべき点は何か？

フレイルを伴った認知機能障害を治療する際には，一般的な食事・運動療法に加え，高齢者総合機能評価（Comprehensive Geriatric Assessment：CGA）などにより認知機能障害やフレイルの原因や危険因子を特定し，個人に合わせた総合的な対策を行うことが推奨されている[6, 8]．総合的な対策とは，糖尿病，高血圧，脂質異常症などの心血管疾患の危険因子の適正な治療，レジスタンス運動を含む運動，転倒予防，栄養サポート，認知トレーニング，心理的サポート，社会参加・社会サポートなどの組み合わせである（図4）．こうした対策が，認知症の進行や生活機能障害，入院，死亡などを遅らせる可能性がある[8, 12]．

Q5 ▶ 認知機能障害にフレイルや ADL 低下を合併した場合にどのような治療をすべきか？

Q4 で示したような総合的な対策は，フレイルに加え認知機能障害も改善することが期待され，

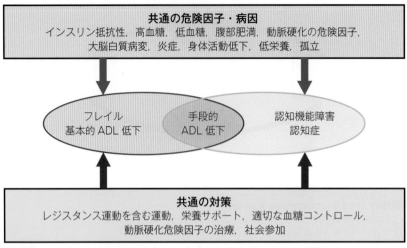

共通の危険因子・病因
インスリン抵抗性，高血糖，低血糖，腹部肥満，動脈硬化の危険因子，
大脳白質病変，炎症，身体活動低下，低栄養，孤立

フレイル
基本的ADL低下

手段的
ADL低下

認知機能障害
認知症

共通の対策
レジスタンス運動を含む運動，栄養サポート，適切な血糖コントロール，
動脈硬化危険因子の治療，社会参加

図4 フレイルと認知機能障害との共通の危険因子・病因と対策

一般的に推奨されている[8]．ADL低下を伴っている場合は，介護保険制度のデイケアなど社会資源を利用した監視下の運動，低栄養予防，治療の単純化，減薬の可能性の考慮などといった総合的な対策を行う．

（飯塚あい）

文献

1) Raji MA, et al：Cognitive status and future risk of frailty in older Mexican Americans. J Gerontol A Biol Sci Med Sci 2010, 65：1228-1234
2) Chong MS, et al：Prospective longitudinal study of frailty transitions in a community-dwelling cohort of older adults with cognitive impairment. BMC Geriatr 2015, 15：175
3) Samper-Ternent R, et al：Relationship between frailty and cognitive decline in older Mexican Americans. J Am Geriatr Soc 2008, 56：1845-1852
4) Kojima G, et al：Frailty as a predictor of Alzheimer disease, vascular dementia, and all dementia among community-dwelling older people：a systematic review and meta-analysis. J Am Med Dir Assoc 2016, 17：881-888
5) Kelaiditi E, et al：Cognitive frailty：rational and definition from an（I.A.N.A./I.A.G.G.）international consensus group. J Nutr Health Aging 2013, 17：726-734
6) Shimada H, et al：Impact of cognitive frailty on daily activities in older persons. J Nutr Health Aging 2016, 20：729-735
7) Delrieu J, et al：Neuropsychological profile of "cognitive frailty" subjects in MAPT study. J Prev Alzheimers Dis 2016, 3：151-159
8) Panza F, et al：Different cognitive frailty models and health- and cognitive-related outcomes in older age：from epidemiology to prevention. J Alzheimers Dis 2018, 62：993-1012
9) Robertson DA, et al：Frailty and cognitive impairment—a review of the evidence and causal mechanisms. Ageing Res Rev 2013, 12：840-851
10) Bu Z, et al：Cognitive frailty as a predictor of adverse outcomes among older adults：a systematic review and meta-analysis. Brain Behav 2021, 11：e01926
11) Tsutsumimoto K, et al：Cognitive frailty as a risk factor for incident disability during late life：a 24-month follow-up longitudinal study. J Nutr Health Aging 2020, 24：494–499
12) Sternberg SA, et al：The identification of frailty：a systematic literature review. J Am Geriatr Soc 2011, 59：2129-2138

脳卒中・大脳白質病変とフレイル

　フレイルの患者は心血管疾患の危険因子を併せ持っていることが多く，脳卒中のリスクも高い．またフレイルは脳卒中の予後不良因子の一つであり，加えて脳卒中後の患者はフレイルを起こしやすいため，悪循環が形成される[1]．

　大脳白質病変は，主に脳細小血管病（cerebral small vessel disease）に伴って認められる病変の一つであり，一般的には脳 MRI 画像の T2 強調画像および FLAIR 画像で高信号を示す（white matter hyperintensity：WMH）を呈することで知られる．WMH の増大のリスク因子として，年齢，高血圧，喫煙などが知られている[2]．WMH の増大は，脳卒中の発症の重要なリスクであるほか，認知機能の低下や ADL の低下とも関連があることが知られている．フレイルに関しても，近年複数の観察研究により，WMH の容積がフレイル（CHS 基準[3] や Frailty Index[4]）の状態の悪化に関連するとした報告がみられる．

　一方，最近では神経細胞内での水分子の拡散の方向性の変化から白質の異常を捉える拡散テンソル画像（diffusion tensor image：DTI）の臨床応用も進んでいる．DTI を用いることで，白質の統合性の異常をより早期に，かつ白質束ごと（例えば視床と前頭葉を結ぶ前視床放線や，前頭葉と側頭葉を結ぶ鉤状束など）に捉えられることが利点である．フランスの 70 歳以上の地域在住高齢者の縦断研究で，DTI で検出できる特定の領域の統合性異常がフレイルの進展に関連するという報告も出されている[5]．以上より，大脳白質病変はフレイルの進展を予見する脳画像マーカーであるといえる．

（田村嘉章）

文献

1) Evans NR, et al：Frailty and cerebrovascular disease：concepts and clinical implications for stroke medicine. Int J Stroke 2022, 17：251–259
2) Brown R, et al：Rate of, and risk factors for, white matter hyperintensity growth：a systematic review and meta-analysis with implications for clinical trial design. J Neurol Neurosurg Psychiatry 2021, 92：1271-1277
3) Maltais M, et al：Prospective association of white matter hyperintensity volume and frailty in older adults. Exp Gerontol 2019, 118：51-54
4) Siejka TP, et al：White matter hyperintensities and the progression of frailty-the Tasmanian Study of cognition and gait. J Gerontol A Biol Sci Med Sci 2020, 75：1545-1550
5) Maltais M, et al：Prospective associations between diffusion tensor imaging parameters and frailty in older adults. J Am Geriatr Soc 2020, 68：1050-1055

13 | うつとフレイル

POINT

- 高齢者においてうつ病の有病率は高い.
- うつ病の患者はフレイルの高リスク群である.
- フレイルを合併したうつ病は治療抵抗性が指摘されている.
- フレイルを伴ったうつ病に対しては，薬物療法や栄養・運動療法のほかに，社会サポートを行う環境の調整やポリファーマシー対策などの総合的な治療が必要となる.

Q1 ▶ うつはフレイルをきたしやすいか？

うつ病または抑うつ状態の高齢者はフレイルをきたしやすい．メタ解析では，うつ病の患者のフレイルの頻度は 40.4％であり，縦断研究によるフレイル発症のリスクは 3.72 倍である[1]（表 1）．一方で，フレイル患者におけるうつ病の頻度は約 38.6％であり，縦断研究によるうつ病発症のリスクは 1.90 倍と，高リスクであることが示されている[1]（表 1）．抑うつ状態の患者ではフレイルの頻度が 5.64 倍と高く，縦断研究によるフレイル発症のリスクは 2.79 倍であった[2]．一方，わが国の高齢者の縦断研究では身体的フレイルの抑うつ状態発症のリスクは 1.86 倍であった[3]．

フレイルサイクルモデルにおける疲労感，活動低下，食欲低下，体重減少などは抑うつの症状でもあり，うつ病と身体的フレイルは相互に関連していると考えられる（図 1）．高齢者におけるうつ病の発生メカニズムとして，無症候性脳血管障害における血管性うつ病や慢性炎症との関連が指摘されている[4, 5]．また，うつ病により視床下部 - 下垂体 - 副腎皮質系のフィードバック機能の減弱をきたすことで身体的フレイルの悪化をきたすことが考えられる[6]．

Q2 ▶ うつにおけるフレイルの危険因子は何か？

うつ病におけるフレイルの危険因子に関する研究は乏しい．しかしながら，うつ病患者の縦断研究では高齢，女性，膝関節症，疼痛，ポリファーマシー，大うつ病，うつの家族歴，低教育歴，うつ症状の重症度，低収入がフレイル発症の危険因子であり，特に高齢，疼痛，重症以上のうつ症状が多変量解析でも有意であることが報告されている[7]．

Q3 ▶ うつにフレイルを合併すると予後はどうなるか？

うつ病にフレイルを合併すると，うつ病の治療抵抗性を高め，改善しにくくなることが報告されている[8]．また，認知機能低下を伴いやすく，手段的 ADL 低下や死亡のリスクが増加することも指摘されている．うつ病に合併したフレイルは遂行機能，言語流暢性などの認知機能障害と関連している[9]．うつ症状に中等度以上のフレイルが合併すると手段的 ADL 低下をきたしやすくなる[10]．

表1 縦断研究によるうつとフレイルの関連 （文献1より作成）

研究	HR（95%CI）
1. うつ病患者のフレイル発症リスク	
Woods, et al. 2005	2.20（1.88〜2.57）
Hajek, et al. 2016	6.84（5.67〜8.26）
Lakey, et al. 2012	2.26（1.68〜3.05）
Paulson, et al. 2015	5.64（4.04〜7.87）
overall	**3.72（1.95〜7.10）**
2. フレイル患者のうつ病発症リスク	
Feng, et al. 2014	3.09（1.12〜8.51）
Makizako, et al. 2015	1.86（1.52〜2.28）
overall	**1.90（1.55〜2.32）**

縦断研究において，うつ病の患者のフレイル発症のリスクは3.72倍，フレイル患者におけるうつ病発症のリスクは1.90倍であり，双方向に高リスクであった．

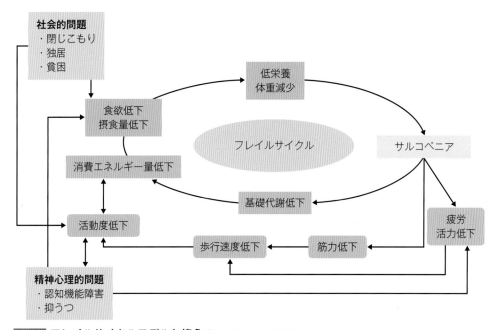

図1 フレイルサイクルモデルと抑うつ （文献16より改変）
フレイルサイクルモデルにおける精神的フレイルは，抑うつの症状と重なっており，うつ病と身体的フレイルの関連性が考えられる．

さらに6年間の縦断研究では，フレイルを合併した高齢のうつ病患者はフレイルがない高齢患者と比較して死亡率が増加していた[11]．

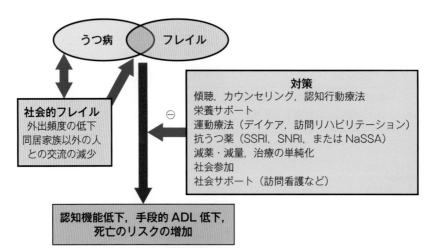

表2 高齢者のうつの特徴（文献 17, 18 より作成）

悲哀感が少なく，うつ思考が目立たない
心気的傾向が強い（身体症状が前面に出ることが多い）
不安・焦燥感が強い
妄想がみられやすい（微小妄想、被害妄想）
意識障害（せん妄）を伴うことがある
経過中に認知症を発症する頻度が高い
器質的原因、薬剤起因性も多くみられる
※アルツハイマー型認知症（AD）やレビー小体型認知症においても
高率に認められ、AD 合併うつでは意欲低下が目立つ

うつ病　　フレイル

社会的フレイル
外出頻度の低下
同居家族以外の人
との交流の減少

対策
傾聴，カウンセリング，認知行動療法
栄養サポート
運動療法（デイケア，訪問リハビリテーション）
抗うつ薬（SSRI，SNRI，または NaSSA）
減薬・減量，治療の単純化
社会参加
社会サポート（訪問看護など）

認知機能低下，手段的 ADL 低下，
死亡のリスクの増加

図2 フレイルを伴ったうつ病の治療
フレイルを伴ったうつ病では，薬物療法や運動療法のほかに，社会サポートの構築やポリ
ファーマシー対策などといった総合的な治療が必要となる.

Q4 ▶ フレイルを伴ったうつを治療する際に注意すべき点は何か？

　抑うつ状態は老年期うつ病評価スケールの GDS（Geriatric Depression Scale）15 または GDS5 などで評価し，GDS15 の 5 点以上または GDS5 の 2 点以上が抑うつ状態とされる．うつ病の診断は DSM-5（Diagnostic and Statistical Manual of Mental Disorders-5）を用いる.

　高齢者のうつ病では悲哀感に乏しく，身体症状が前面に出ることがあるので注意する（表2）.

　軽度の抑うつ状態であれば医療スタッフによる傾聴やカウンセリングなどを行うが，認知行動療法が有効である．運動療法も抑うつ状態に対して有効であるとされている．心理療法で改善しない場合や中等度以上のうつ病の場合は，SSRI，SNRI，または NaSSA などの抗うつ薬を使用する．効果が得られない場合や自殺企図がある場合は精神科専門医への紹介が必要となる.

　社会的フレイルとうつ病とは双方向の関連があり [12]，特に社会的フレイルは身体的フレイルの発症や進行の発端ともなり得る [13]（図2）．このため，フレイルを伴ったうつ病の治療の際にはうつ病に対する薬物療法のほかに，社会参加を促し，閉じこもりや孤立にならないような社会的フレイルの対策を講じることが大切である．うつ病はポリファーマシーと関連し [14]，ポリファーマシーは

フレイルの危険因子となるため[15]，定期的に投薬内容を見直し，減量・減薬，治療の単純化を考慮することも重要である．

Q5 ▶ うつにフレイルや ADL 低下を合併した場合にどのような治療をすべきか？

　介護保険制度などを利用した社会サポートを確保することが重要である（図2）．訪問看護を導入し，患者および介護者の不安を軽減し，心理状態の安定を図り，服薬アドヒアランスの向上にも努める．また，訪問リハビリテーションの導入，デイケアの利用，転倒予防のための福祉用具導入などにより，ADL 低下を予防することが必要である．

（中山智博）

文献

1) Soysal P, et al：Relationship between depression and frailty in older adults：A systematic review and meta-analysis. Ageing Res Rev 2017, 36：78-87
2) Zhang N, et al：Depressive symptoms are associated with incident frailty in a Chinese population：the Rugao Longevity and Aging Study. Aging Clin Exp Res 2020, 32：2297-2302
3) Makizako H, et al：Physical frailty predicts incident depressive symptoms in elderly people：prospective findings from the Obu Study of Health Promotion for the Elderly. J Am Med Dir Assoc 2015, 16：194-199
4) Taylor WD, et al：The vascular depression hypothesis：mechanisms linking vascular disease with depression. Mol Psychiatry 2013, 18：963-974
5) Alexopoulos GS, et al：The inflammation hypothesis in geriatric depression. Int J Geriatr Psychiatry 2011, 26：1109-1118
6) Aihara M, et al：HPA axis dysfunction in unmedicated major depressive disorder and its normalization by pharmacotherapy correlates with alteration of neural activity in prefrontal cortex and limbic/paralimbic regions. Psychiatry Res 2007, 155：245-256
7) Oyon J, et al：Depressive symptom severity is a major risk factor for frailty in community-dwelling older adults with depression. A prospective study. Fam Pract 2022, cmab174（Online ahead of print）
8) Brown PJ, et al：Frailty worsens antidepressant treatment outcomes in late life depression. Am J Geriatr Psychiatry 2021, 29：944-955
9) Potter GG, et al：Physical frailty in late-life depression is associated with deficits in speed-dependent executive functions. Int J Geriatr Psychiatry 2016, 31：466-474
10) Coventry PA, et al：Frailty and depression predict instrumental activities of daily living in older adults：a population-based longitudinal study using the CARE75+ cohort. PLoS One 2020, 15：e0243972
11) Arts MHL, et al：Frailty as a predictor of mortality in late-life depression：a prospective clinical cohort study. J Clin Psychiatry 2021, 82：20m13277
12) Tsutsumimoto K, et al：Social frailty has a stronger impact on the onset of depressive symptoms than physical frailty or cognitive impairment：a 4-year follow-up longitudinal cohort study. J Am Med Dir Assoc 2018, 19：504-510
13) Makizako H, et al：Social frailty leads to the development of physical frailty among physically non-frail adults：a four-year follow-Up longitudinal cohort study. Int J Environ Res Public Health 2018, 15：490
14) Holvast F, et al：Late-life depression and the association with multimorbidity and polypharmacy：a cross-sectional study. Fam Pract 2017, 34：539-545
15) Arauna D, et al：Polypharmacy is associated with frailty, nutritional risk and chronic disease in chilean older adults：remarks from PIEI-ES Study. Clin Interv Aging 2020, 15：1013-1022
16) Fried LP, et al：Frailty in older adults：evidence for a phenotype. J Gerontol A Biol Sci Med Sci 2001, 56：M146-M156
17) 服部英幸：高齢者うつ病．日老医誌 2008, 45：451-461
18) 厚生労働省：高齢者のうつについて．介護予防マニュアル, 2009, https://www.mhlw.go.jp/topics/2009/05/dl/tp0501-siryou8-1.pdf

パーキンソン病とフレイル

　パーキンソン病（PD）は高齢者であるほど罹患率，有病率が高い進行性変性疾患であるが，2015 年に International Parkinson and Movement Disorder Society（MDS）より提唱された診断基準 [1] が広く使われており，臨床症状では動作緩慢がみられることが必須であり，加えて静止時振戦か筋強剛のどちらか 1 つまたは両方がみられるものと定義している [1]．PD の姿勢保持障害は，ほとんどが進行期になってから出現する．有病率は 10 万人に 100～150 人程度であるが，60 歳以上では 10 万人に 1,000 人と，高齢であるほど有病率が高くなる [2, 3]．支持的基準としては，明白で劇的なドーパミン補充療法に対する反応性があり，初期治療の効果が高いと期待される [4]．

　一方，フレイルは「加齢とともに心身の活力（運動機能や認知機能等）が低下し，複数の慢性疾患の併存などの影響もあり，生活機能が障害され，心身の脆弱性が出現した状態であるが，一方で適切な介入・支援により，生活機能の維持向上が可能な状態像」と定義される．PD とフレイルはいずれも年齢とともに増加する状態であり，罹患率と死亡率はともに増加する．PD 患者のフレイルについて報告している研究は多くないが，McMillan らは CHS 基準 [5] と Clinical Frailty Scale（CFS）を用いてフレイルを定義した場合の，PD 患者におけるフレイルの有病率，関連性，転帰のシステマティック・レビューとメタ解析を報告している [6]．異質性の高い研究のメタ解析ではあるが，PD 患者における CHS 基準のフレイルの有病率は 38％であった．CFS の平均点の範囲も 3.4～7.0 であり，フレイル（虚弱）の頻度が高いことが推定された．また，フレイルは PD の再発性転倒，認知障害，起立性低血圧，倦怠感，幻覚，施設入所，ADL への介助の必要性，および入院患者の死亡率と関連していた．PD の期間，運動障害，振戦以外の主要な PD 症状（姿勢の不安定性／歩行困難）および 1 日あたりのレボドパの総投与量はフレイルと関連していることが示された [6]．

　このように PD ではフレイルの存在が一般的であるが，PD 患者のフレイルと有害なアウトカムとの関連性は高く，高齢であるほど有病率が高いことを考えると，適切な PD の診断と治療介入（特にレボドパ投与）を行うことは PD の症状を改善させ，フレイルのみならず，深刻なアウトカムを予防できる可能性がある [7] ので非常に重要である．主として運動症状を述べてきたが，動作の改善のみならず精神状態の改善を期待できる点も重要である．

（仁科裕史）

文献

1) Postuma RB, et al：MDS clinical diagnostic criteria for Parkinson's disease. Mov Disord 2015, 30：1591-1601
2) 織茂智之：Parkinson 病の臨床診断. 神経治療 2018, 35：257-264
3) Yamawaki M, et al：Changes in prevalence and incidence of Parkinson's disease in Japan during a quarter of a century. Neuroepidemiology 2009, 32：263-269
4) 「パーキンソン病診療ガイドライン」作成委員会（編）：パーキンソン病診療ガイドライン 2018, 医学書院, 2018
5) Freid LP, et al：Frailty in older adults：evidence for a phenotype. J Gerontol A Biol Sci Med Sci 2001, 56：M146-M156
6) McMillan JM, et al：Frailty in Parkinson's disease：a systematic review and meta-analysis. Clin Park Relat Disord 2021, 4：100095
7) 西原恵司 他：健康長寿社会におけるフレイルの考え方とその意義. 予防医学 2019, 60：9-13

14 | multimorbidity（多疾患罹患状態）とフレイル

multimorbidity とは，WHO や NICE では複数の chronic condition あるいは health condition をもつことと定義されている．しかし，どのような chronic condition や health condition を含むかは定まっておらず，わが国における定義も含めて現在議論が行われている．

POINT

● multimorbidity とフレイルは関連し，合併する疾患数が増加するほどフレイルの頻度が高まる．

● 身体機能障害，心理状態の悪化，フレイル，ポリファーマシーなどが複雑に合併することに注意する．

● multimorbidity にフレイルを合併した場合，高齢者総合機能評価（Comprehensive Geriatric Assessment：CGA）を行い，その評価に基づいたケアプランを作成する．

Q1 ▶ multimorbidity はフレイルをきたしやすいか？

multimorbidity の患者はフレイルをきたしやすい．メタ解析では，multimorbidity の高齢者はそれがない人と比べてフレイルを 2.27 倍合併している[1]．縦断研究でも両者は双方向性の関連がある[1]（表 1）．しかしながら，同文献のメタ解析ではフレイルの患者の 72% は multimorbidity を伴っているが，multimorbidity であってもフレイルを呈する者は 16% であった[1]．

Q2 ▶ multimorbidity におけるフレイルの危険因子は何か？

multimorbidity の疾患数が増加するほどフレイルの頻度が高まり，2 つ以上の長期疾患があるとフレイルの頻度は 7.0%，4 つ以上の疾患では 18% となる[2]．

multimorbidity の疾患の組み合わせのパターン（クラスター）に着目した研究では，心血管疾患・貧血・認知症の組み合わせや精神疾患のある場合が最もフレイルを発症しやすい[3]．

Q3 ▶ multimorbidity にフレイルを合併すると予後はどうなるか？

multimorbidity の患者にフレイルが合併すると，死亡のリスクが高まる．multimorbidity を心血管疾患，骨関節疾患，神経・精神疾患，高度の多系統にわたる疾患の合併のパターンに分類すると，神経・精神疾患の死亡リスクが約 2.05 倍で最も高い[4]．また，心・呼吸器疾患，精神・筋骨格疾患は要介護や QOL 低下のリスクとなり，血管・代謝疾患はそれらのリスクに加え，死亡のリスクも増加させる[5]．フレイルと multimorbidity の合併は相加的に作用し，要介護のリスクは 8.0 倍と著しく高くなる[6]．

表1 横断研究による multimorbidity（2個以上の疾患）とフレイルの関連（文献1より作成）

研究	OR（95%CI）
Alvarado, et al. 2008（Barbados）	2.34（1.89〜2.89）
Alvarado, et al. 2008（Cuba）	2.17（1.77〜2.65）
Alvarado, et al. 2008（Mexico）	2.37（1.79〜3.15）
Alvarado, et al. 2008（Chile）	2.24（1.74〜2.88）
Alvarado, et al. 2008（Brazil）	2.68（2.26〜3.17）
Barreto, et al. 2012	4.42（1.98〜9.87）
Espinoza, et al. 2010	1.53（0.87〜2.70）
Jung, et al. 2016	1.10（0.59〜2.04）
overall（$I^2 = 47.7\%$, $P = 0.063$）	2.27（1.97〜2.62）

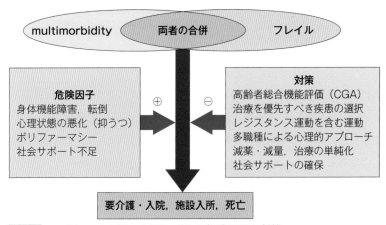

図1 multimorbidity とフレイルの危険因子と対策

Q4 ▶ フレイルを伴った multimorbidity を治療する際に注意すべき点は何か？

　高齢者の multimorbidity は，身体機能障害，心理状態の悪化，フレイル，ポリファーマシーなどが複雑に合併することに注意する[7]（図1）．multimorbidity とフレイルとが重なった患者の診療においては，このような種々の機能低下を多職種で評価し，個別化治療を行うことが大切である．

Q5 ▶ multimorbidity にフレイルや ADL 低下を合併した場合にどのような治療をすべきか？

　multimorbidity にフレイルを合併した場合，高齢者総合機能評価（Comprehensive Geriatric Assessment：CGA）を行い，その評価に基づいたケアプランを作成する（図1）．3つ以上の疾患があり，かつフレイルまたはプレフレイルの75歳以上の高齢患者に対して多職種による CGA を24ヵ月間行ったランダム化比較試験では，介入群のフレイルまたは死亡の頻度が有意に低下した[8]（図2）．

14　multimorbidity（多疾患罹患状態）とフレイル　89

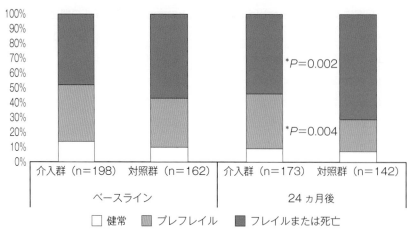

図2 multimorbidity の外来患者に対する高齢者総合機能評価（CGA）の効果

ベースライン時と 24 ヵ月後のフレイルの頻度を%で示す．24 ヵ月後のフレイルまたは死亡は，介入群と対照群との間に有意差があり，介入群における健常またはプレフレイルの頻度は対照群と比べて高くなり（P = 0.004），フレイルまたは死亡の頻度は低くなった（P = 0.002）．（文献 8 より）

　疾患の治療はその優先度を判断し，機能予後に影響を及ぼすリスクが高い疾患の治療を優先する．ポリファーマシーになりやすいので減薬・減量を試み，治療の単純化を行う．また，うつ状態，うつ病なども合併しやすいので，多職種で心理的アプローチを行い，患者や介護者の治療の負担を軽減することが大切である．

（荒木　厚）

文献

1) Vetrano DL, et al：Frailty and multimorbidity：a systematic review and meta-analysis. J Gerontol A Biol Sci Med Sci 2019, 74：659-666

2) Hanlon P, et al：Frailty and pre-frailty in middle-aged and older adults and its association with multimorbidity and mortality：a prospective analysis of 493737 UK Biobank participants. Lancet Public Health 2018, 3：e323-e332

3) Tazzeo C, et al：Multimorbidity patterns and risk of frailty in older community-dwelling adults：a population-based cohort study. Age Ageing 2021, 50：2183-2191

4) Nguyen QD, et al：Multimorbidity patterns, frailty, and survival in community-dwelling older adults. J Gerontol A Biol Sci Med Sci 2019, 74：1265-1270

5) Rivera-Almaraz A, et al：Disability, quality of life and all-cause mortality in older Mexican adults：association with multimorbidity and frailty. BMC Geriatr 2018, 18：236

6) Lee WJ, et al：The synergic effects of frailty on disability associated with urbanization, multimorbidity, and mental health：implications for public health and medical care. Sci Rep 2018, 8：14125

7) Yarnall AJ, et al：New horizons in multimorbidity in older adults. Age Ageing 2017, 46：882-888

8) Mazya AL, et al：Outpatient comprehensive geriatric assessment：effects on frailty and mortality in old people with multimorbidity and high health care utilization. Aging Clin Exp Res 2019, 31：519-525

高齢者に対する外科手術とフレイル

　わが国は超高齢社会を迎えて，高齢者に対して外科手術を行う機会は増加傾向にある．手術適応を検討する際には，疾患固有の治療の可能性（悪性腫瘍であれば根治切除により得られる長期予後）と，周術期死亡や術後合併症のリスクを天秤にかけて，最終的には総合的に判断されるのが一般的である．高齢者においては，加齢に伴い全般的な機能低下（心機能や呼吸機能，消化機能，四肢および咽喉頭の運動機能，創傷治癒能力）をきたしている可能性があり，また，それぞれの患者において，認知症や意欲低下の有無，社会的な背景（生活様式や周囲のサポート状況）なども異なっており，より詳細な情報収集と慎重な判断が求められる．しかし，従来の術前評価では併存疾患や身体的なリスク因子に重点が置かれ，精神・心理的および社会的な側面への影響の検討は不十分で，術後の身体的機能低下に加えて認知症の進行や抑うつ傾向の悪化，社会的な孤立の進行の懸念などがあり，介護を必要としない健康寿命の延伸という観点からも課題が残っているのが現状である．

　フレイルに関する評価は，これらの課題を克服する可能性を秘めており，患者の状態をより総合的に把握することが可能である．近年は外科領域でもフレイルやサルコペニアの概念が注目されており，心臓手術において術前にフレイル状態にある患者群では，周術期死亡率や術後合併症が増加することが報告されている[1]．また我々のグループでは，胸筋といった骨格筋量の低下が術後合併症や生存率に影響を与えることを示してきた[2]．一方で，フレイルの評価項目は多岐にわたり，外科医が術前の外来で行うのは現実的ではなく，内科医や老年科医，看護師，薬剤師，理学療法士，ソーシャルワーカーなど多職種によるチーム医療が必要である．このような対応を行うことで，リスクの高い患者においては場合によっては手術をしない，という選択肢を提示することが必要な可能性もある．手術によるフレイル進行のリスク因子に関してはいまだ不明な点も多く，さらなるデータ集積によりリスク因子の同定，ならびに予測スコアの構築などが望まれる．また，フレイルの状態にある患者に対して術前から栄養療法やリハビリテーションの介入を行う試みも進められており，より効果的な治療に向けた今後の発展が期待される（図1）．

（登　祐哉，安樂真樹）

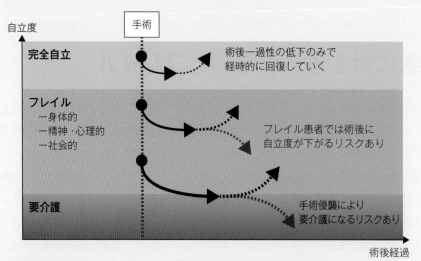

図1 手術侵襲によるフレイル・要介護状態の進行と適切な介入

文献

1) Sepehri A, et al：The impact of frailty on outcomes after cardiac surgery：a systematic review. J Thorac Cardiovasc Surg 2014, 148：3110-3117

2) Sun C, et al：Respiratory strength and pectoralis muscle mass as measures of sarcopenia：relation to outcomes in resected non-small cell lung cancer. J Thorac Cardiovasc Surg 2022, 163：779-787

フレイルと関連する
老年症候群

1 | 転倒とフレイル

POINT

- フレイルは転倒の危険因子である.
- フレイルと転倒のリスク因子は多くが重複する.
- フレイル高齢者には，薬剤の整理など多角的な転倒予防対策が必要である.

Q1 ▶転倒はフレイルをきたしやすいか？

転倒がフレイルの直接の危険因子になるというエビデンスはない. 易転倒性を視覚情報で判断するとフレイルの予測に役立つ[1]（図 1）. 逆にフレイルは転倒の危険因子として確立している[2]（図 2）.

Q2 ▶転倒におけるフレイルの危険因子は何か？

転倒のリスクはフレイルのリスクと重複し[1, 3]（表 1），生活機能予後の予測に役立つ[4].

Q3 ▶転倒にフレイルを合併すると予後はどうなるか？

転倒にフレイルを合併した予後調査を検討した報告はない. 80 歳以上の転倒者で起き上がれなくなる危険が 1.6 倍で，起き上がれなくなったグループは ADL 低下が遷延し，死亡や入院率が高い[5]. フレイルを合併した転倒者の予後は不良と考えられる.

Q4 ▶フレイルを伴った易転倒者を治療する際に注意すべき点は何か？

プレフレイルの場合，中等度以上の強度の運動は転倒予防になるが，フレイル高齢者の場合，転倒予防の効果は現在まで認められていない[6]. フレイル転倒者に対するビタミン D の効果の有無はエビデンスがない.

Q5 ▶転倒にフレイルや ADL 低下を合併した場合にどのような治療をすべきか？

転倒予防のケアを重視すべきである. フレイルが多いと考えられる施設入所者でも転倒予防への介入は，その頻度を 40％低下させる[7]. 一般住民の転倒リスク減少の効果は，向精神薬の中止（− 66％），環境改善（− 34％），筋力バランス訓練（− 20％）などとなっている[7].

（鳥羽研二）

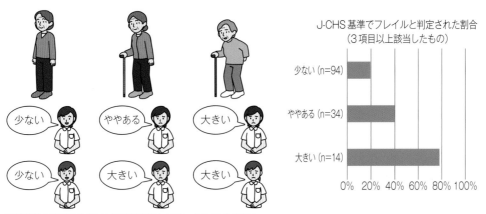

図1 転倒危険度3段階判定とフレイルの該当率

外来で10分間，看護師2名が視覚情報から転倒危険度を3段階で判定する．（文献1より作成）

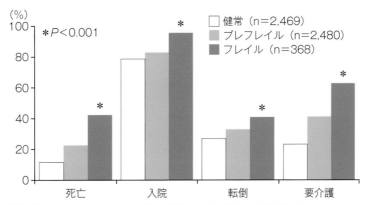

図2 フレイルは死亡，入院，転倒，要介護の危険因子である

65歳以上の高齢者5,317名の4年間の追跡調査を示す．（文献8より作成）

表1 転倒スコア（文献1より作成）

1. つまづくことがありますか	11. 膝が痛みますか
2. 手すりにつかまらず，階段の上り下りができますか	12. 目が見えにくいですか
3. 歩く速度が遅くなってきましたか	13. 耳が聞こえにくいですか
4. 横断歩道を青のうちに渡り切れますか	14. 物忘れが気になりますか
5. 1kmぐらい続けて歩けますか	15. 転ばないかと不安になりますか
6. 片足で5秒くらい立っていられますか	16. 毎日お薬を5種類以上飲んでいますか
7. 杖を使っていますか	17. 家の中で歩くとき暗く感じますか
8. タオルを固く絞れますか	18. 廊下，居間，玄関によけて通るものが置いてありますか
9. めまい，ふらつきがありますか	19. 家の中に段差がありますか
10. 背中が丸くなってきましたか	20. 階段を使わなくてはなりませんか
	21. 生活上，家の近くの急な坂道を歩きますか

赤字：転倒とフレイル両者のリスク因子

文献

1) 大島浩子 他：看護師の視覚情報に基づく転倒危険度の判断に関する研究―もの忘れ外来における検討―. 日老医誌 2019, 56：164-170
2) Chu W, et al：Adverse health effects of frailty：systematic review and meta-analysis of middle-aged and older adults with implications for evidence-based practice. Worldviews Evid Based Nurs 2021, 18：282-289
3) 鳥羽研二 他：転倒リスク予測のための「転倒スコア」の開発と妥当性の検証. 日老医誌 2005, 42：346-352
4) Ishimoto Y, et al：Fall risk index predicts functional decline regardless of fall experiences among community-dwelling elderly. Geriatr Gerontol Int 2012, 12：659-666
5) Tinetti ME, et al：Predictors and prognosis of inability to get up after falls among elderly persons. JAMA 1993, 269：65-70
6) Faber MJ, et al：Effects of exercise programs on falls and mobility in frail and pre-frail older adults：a multicenter randomized controlled trial. Arch Phys Med Rehabil 2006, 87：885-896
7) Gillespie LD, et al：Interventions for preventing falls in elderly people. Cochrane Database Syst Rev 2003, 4：CD000340
8) Fried LP, et al：Frailty in older adults: evidence for a phenotype. J Gerontol A Biol Sci Med Sci 2001, 56：M146-M156

2 低栄養とフレイル

低栄養の国際的な診断基準として，Global Leadership Initiative on Malnutrition（GLIM）の基準が発表されている．表現型基準の体重減少，BMI 低値，骨格筋量低値の少なくとも 1 項目と，病因的基準の食事摂取量低下，吸収不良，疾患負荷，炎症の少なくとも 1 項目が該当した場合，低栄養と診断される．

POINT

● 低栄養の患者の大半はフレイルである．
● エネルギー，タンパク質，ビタミン摂取量の低下がフレイルのリスクである．
● 低栄養の原因となる疾患，薬剤，社会的状況を調べる．
● 十分な栄養摂取，レジスタンス運動を含む運動，社会サポート，および低栄養のリスクとなる疾患の治療を行う．

Q1 ▶ 低栄養はフレイルをきたしやすいか？

低栄養の患者はフレイルをきたしやすい．7 つの研究では，Mini Nutritional Assessment® （MNA）または MNA-Short Form（MNA-SF）と CHS 基準の身体的フレイルとの関連を示している[1]．しかし，23 の研究を統合したメタ解析では，MNA で評価した低栄養の高齢者住民の 68.0％は CHS 基準でフレイルと診断されたが，フレイルの患者のうち，低栄養は 8.4％に過ぎなかった[2]（図 1）．一方，ナーシングホームの低栄養の患者におけるフレイルのリスクは 2.66 倍であり，注意を要する[3]．

Q2 ▶ 低栄養におけるフレイルの危険因子は何か？

システマティック・レビューではエネルギー，タンパク質，ビタミン（ビタミン D，B 群など），抗酸化ビタミンの摂取量の低下がフレイルのリスクであるとされている[1]．特に，タンパク質の高摂取（1.2 g/kg 体重 / 日以上または 1.0 g/kg 体重 / 日以上）はフレイルの発症リスクの減少（表1），または良好な下肢の身体機能と関連することがメタ解析で示されている[4, 5]．

Q3 ▶ 低栄養にフレイルを合併すると予後はどうなるか？

一般住民や入院患者の低栄養自体は要介護，死亡のリスクになる．低栄養リスクまたは低栄養にプレフレイルまたはフレイルが合併すると，死亡のリスクが 3.04 倍になることが報告されている[6]．

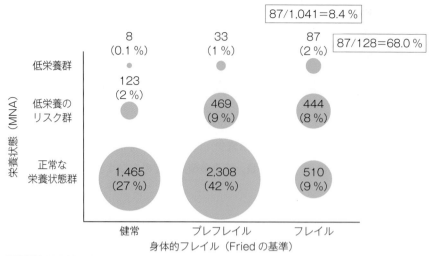

図1 低栄養とフレイルとの関係
低栄養の高齢者の68.0%は身体的フレイルであり，身体的フレイルのうち8.4%が低栄養に該当する．（文献2より）

表1 高齢者のタンパク質摂取と下肢機能（文献5より作成）

研究	標準化平均値差（95%CI）
Chan, et al. 2014	0.15（0.04〜0.25）
Chan, et al. 2014	0.32（0.22〜0.43）
Gregório, et al. 2014	0.42（0.18〜0.65）
Rahi, et al. 2016（men）	− 0.26（− 0.65〜0.13）
Rahi, et al. 2016（women）	− 0.10（− 0.59〜0.38）
total（95%CI）	**0.18（0.01〜0.35）**

メタ解析では，タンパク質摂取の最も高い群（1.2 g/kg 体重 / 日以上）は低い群（0.8 g/kg 体重 / 日以下）と比べて歩行速度などの下肢機能が良好であった．

Q4 ▶ フレイルを伴った低栄養を治療する際に注意すべき点は何か？

　MNA-SF などで低栄養のスクリーニングを行い，低栄養の原因となる疾患，薬剤，社会的状況を調べ，十分な栄養摂取，レジスタンス運動を含む運動，社会サポート，および低栄養のリスクとなる疾患の治療を行うことが望ましい（図2）．

　低栄養とフレイルがある高齢者を対象に，在宅でボランティアによる栄養，運動（筋肉トレーニングを含む）の12週間の介入を行う群と，認知トレーニングを加えた社会サポート介入群とのランダム化比較試験では，両群とも低栄養とフレイルの頻度が低下した（図3）．栄養・運動介入群では栄養の指標（MNA-Long Form：MNA-LF）とフレイルの指標（Frailty Instrument for Primary Care of the Survey of Health, Ageing and Retirement in Europe：SHARE-FI）が有意に改善した[7]．

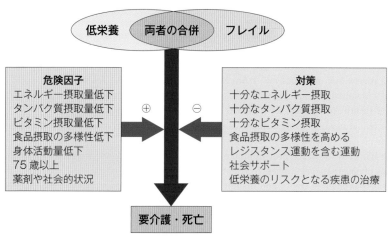

図2 低栄養とフレイルの危険因子と対策

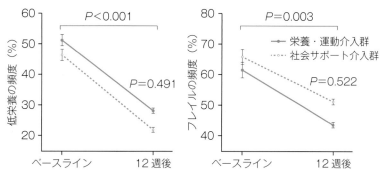

図3 低栄養とフレイルがある高齢者に対する栄養・運動と社会サポートの
介入効果

低栄養とフレイルがある高齢者を対象に，ボランティアによる在宅での栄養・運動
介入群と認知トレーニングを加えた社会サポート介入群を比較した12週間の検討
結果では，両群とも低栄養の頻度（－25％，－23％）とフレイルの頻度（－17％，
－16％）が低下した．（文献7より）

　特定の栄養成分だけなく，魚，肉，大豆製品，野菜，果物などの多様な食品を摂取することを勧
める（総論4「フレイル対策としての食事療法」参照）．レジスタンス運動を併用する場合には，
エネルギー摂取量やタンパク質摂取量を増やすことを考慮する．重度の腎機能障害がある場合には，
腎機能悪化防止のためのタンパク質制限か，フレイル・低栄養予防のための十分なタンパク質摂取
のいずれを優先するかは個別に判断する．

Q5 ▶ 低栄養にフレイルや ADL 低下を合併した場合にどのような治療をすべきか？

　低栄養にフレイルを合併した場合は要介護や死亡の高リスク群である．まず，低栄養の原因とな
る疾患の適切な治療を行う．Q4 の対策に加えてレジスタンス運動を含む運動を併用し，フレイル
の場合は通いの場，ADL 低下の場合は介護保険制度のデイサービス，デイケアなどの利用を考慮
する．

（荒木　厚）

文献

1) Lorenzo-López L, et al：Nutritional determinants of frailty in older adults：a systematic review. BMC Geriatr 2017, 17：108

2) Verlaan S, et al：High prevalence of physical frailty among community-dwelling malnourished older adults — a systematic review and meta-analysis. J Am Med Dir Assoc 2017, 18：374-382

3) Liu W, et al：Malnutrition and physical frailty among nursing home residents：a cross-sectional study in China. J Nutr Health Aging 2020, 24：500-506

4) Coelho-Júnior HJ, et al：Low protein intake is associated with frailty in older adults：a systematic review and meta-analysis of observational studies. Nutrients 2018, 10：1334

5) Coelho-Júnior HJ, et al：Relative protein intake and physical function in older adults：a systematic review and meta-analysis of observational studies. Nutrients 2018, 10：1330

6) Wei K, et al：Association of frailty and malnutrition with long-term functional and mortality outcomes among community-dwelling older adults：results from the Singapore longitudinal aging study 1. JAMA Netw Open 2018, 1：e180650

7) Luger E, et al：Effects of a home-based and volunteer-administered physical training, nutritional, and social support program on malnutrition and frailty in older persons：a randomized controlled trial. J Am Med Dir Assoc 2016, 17：671.e9-671.e16

3 | 摂食嚥下障害(dysphagia)とフレイル

POINT

- フレイルの高齢者には摂食嚥下障害が存在する可能性を考え,多職種で評価・介入を行うことが重要である.
- 食形態を工夫し食事環境を整え,十分なエネルギー摂取とタンパク質摂取を目指す.
- 全身のリハビリテーションに加え,嚥下関連筋のリハビリテーション,呼吸トレーニングを行う.

Q1 ▶ 摂食嚥下障害はフレイルをきたしやすいか?

摂食嚥下障害はフレイルと関連する可能性がある.横断研究では,摂食嚥下障害とフレイルは関連し,摂食嚥下障害があるとフレイル(CHS 基準)の OR は 2.3,低栄養の OR は 4.0 であることが示されている[1](図1).また,5つの横断研究のメタ解析では,共変量の調整後も,摂食嚥下障害とサルコペニアは関連があることが示されている(OR = 4.06)[2].

Q2 ▶ 摂食嚥下障害におけるフレイルの危険因子は何か?

エビデンスは乏しいが,オーラルフレイル・低栄養・サルコペニアは,摂食嚥下障害と密に関連し,フレイルの要因になり得ると考えられる.

Q3 ▶ 摂食嚥下障害にフレイルを合併すると予後はどうなるか?

フレイルまたは要介護状態にある高齢者に摂食嚥下障害があると,肺炎の発症,入院,死亡のリスクが増加する.メタ解析では,フレイルの高齢者において摂食嚥下障害と嚥下性肺炎の発症が関連することが示されている(OR = 9.84)[3].欧米のナーシングホーム居住者の研究では,摂食嚥下障害のある居住者のほうが有意に 6ヵ月後の死亡率が高く(24.7%対 11.9%),多変量解析では 1.44 倍の死亡のリスクであり,5 kg 以上の体重減少があると,さらに死亡リスクが増加した[4].わが国の在宅医療を受けている高齢者の調査では,摂食嚥下障害の存在が,予期しない入院と有意に関連していた[5].

Q4 ▶ フレイルを伴った摂食嚥下障害を治療する際に注意すべき点は何か?

フレイルを伴った摂食嚥下障害での食事療法では,以下のような工夫をすることが推奨されている[6].食形態を咀嚼力・嚥下機能に応じて調整し,嗜好に応じた味付けにする.安全な一口量のための食具の選択や,食事中の姿勢を整え,集中できる静かな環境を用意することも必要である.栄養士,理学療法士,薬剤師など多職種と連携し,介護者への指導を行う.また,食欲低下や口渇をもたらすなど摂食嚥下に影響のある薬剤を見直す(表1).

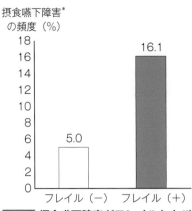
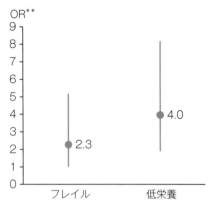

図1 摂食嚥下障害がフレイルおよび低栄養に及ぼす影響

65歳以上の地域住民320名の横断研究の結果を示す.
*摂食嚥下障害：Eating Assessment Tool-10（EAT-10）で3点以上
**ロジスティック回帰分析によるEAT-10で3点以上の栄養障害がある場合のOR．低栄養は
Mini Nutritional Assessment®-Short Form（MNA-SF）で11点以下．（文献1より作成）

表1 フレイル～要介護高齢者の摂食嚥下障害への対策 （文献6, 10より作成）

運動	・日常生活の中で活動量を上げる ・全身の理学療法と作業療法を行う ・嚥下関連筋のリハビリテーション（口腔内や頸部や上肢）を行う ・呼吸トレーニング（深呼吸や発声練習など）を行う
栄養（食事内容）	・エネルギー：30 kcal/kg 体重/日以上 ・タンパク質：1.2 g/kg 体重/日以上 ・栄養補助食品を食事に付加，食間などに利用することを検討 ・咀嚼力や嚥下機能に応じて嚥下調整食を利用する ・嚥下調整食でも，食欲をそそる見た目・味付け・温度に気を配る
食事環境	・口腔内の環境が整っているか確認 ・安全な一口量のための食具の選択 ・自力で摂取できる食具の選択 ・前傾姿勢・疲労軽減できるような姿勢を整える ・集中できる静かな環境 ・認知機能や身体機能に応じて適切な声掛けや介助を行う
薬物	・食欲低下や口渇をもたらすような摂食嚥下に影響のある薬剤を見直す

多角的に評価し，アプローチする必要がある．本人や家族・介護者が十分に理解して実行できるよう注意点などを指導し，定期的に再評価し，状況に応じて最適な方法に変更して継続することが重要である．

　運動療法に関しては，全身のリハビリテーションとともに嚥下関連筋のリハビリテーションを行う（表1）．嚥下関連筋のレジスタンス運動を行った介入研究では，摂食嚥下障害の原因がサルコペニアの場合，他疾患の場合よりも摂食嚥下障害が改善しやすい傾向にあった（36％対18％）[7].

　嚥下性肺炎の発症予防のために，嚥下機能評価，口腔ケアなど介護環境の整備をすることが推奨され，特に介護施設では，介護者が誤嚥の危険性を認識しておくことが重要とされている[8].

Q5 ▶摂食嚥下障害にフレイルやADL低下を合併した場合にどのような治療をすべきか？

　身体的フレイルやADL低下の病態の中心であるサルコペニアは，摂食嚥下障害のリスクである．

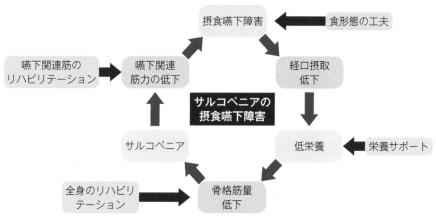

図2 サルコペニアの摂食嚥下障害の悪循環とその対策

摂食嚥下障害により経口摂取が低下すると低栄養になる．低栄養から全身の筋量が低下すると，サルコペニアの状態となる．嚥下関連筋にも影響が及ぶと摂食嚥下障害に至り，悪循環が形成される．この悪循環を断ち切るため，個々の症例に応じて適切に評価し，多職種で介入を行うことが重要である．（文献10より）

わが国のポジションペーパーでサルコペニアの摂食嚥下障害（sarcopenic dysphagia）は，「神経筋疾患以外の，全身と嚥下筋のサルコペニアによって生じる摂食嚥下障害」と定義されている[9]．サルコペニアの摂食嚥下障害のレビューでは，以下の①～④の治療によって，全身および摂食嚥下に関連する筋肉量と機能を回復し，サルコペニアの摂食嚥下障害の悪循環を断ち切ることを示している[10]（図2）．①嚥下筋トレーニングとして，舌のレジスタンス運動などを取り入れ，呼吸トレーニングを行う．②栄養管理としてはエネルギー30 kcal/kg 体重/日以上，タンパク質1.2 g/kg 体重/日以上を摂取する．③理学療法，作業療法で，嚥下関連筋と全身のリハビリテーションを行う．④食形態の工夫で経口摂取の安全性と効率を良くする（表1）．

（片岡　愛）

文献

1) Nishida T, et al：The influence of dysphagia on nutritional and frailty status among community-dwelling older adults. Nutrients 2021, 13：512
2) Zhao WT, et al：Systematic review and meta-analysis of the association between sarcopenia and dysphagia. J Nutr Health Aging 2018, 22：1003-1009
3) van der Maarel-Wierink CD, et al：Meta-analysis of dysphagia and aspiration pneumonia in frail elders. J Dent Res 2011, 90：1398-1404
4) Wirth R, et al：The impact of dysphagia on mortality of nursing home residents：results from the nutritionDay Project. J Am Med Dir Assoc 2018, 19：775-778
5) Watanabe K, et al：Association between dysphagia risk and unplanned hospitalization in older patients receiving home medical care. Geriatr Gerontol Int 2019, 19：977-981
6) Ballesteros-Pomar MD, et al：Texture-modified diet for improving the management of oropharyngeal dysphagia in nursing home residents：an expert review. J Nutr Health Aging 2020, 24：576-581
7) Wakabayashi H, et al：The effects of resistance training of swallowing muscles on dysphagia in older people：a cluster, randomized, controlled trial. Nutriton 2018, 48：111-116
8) 日本耳鼻咽喉科学会（編）：CQ11 介護環境の整備は嚥下性肺炎の発症予防に有用か？　嚥下障害診療ガイドライン 2018 年版，金原出版，2018，pp.65-67
9) Fujishima I, et al：Sarcopenia and dysphagia：position paper by four professional organizations. Geriatr Gerontol Int 2019, 19：91-97
10) Chen KC, et al：Sarcopenic dysphagia：a narrative review from diagnosis to intervention. Nutrients 2021, 13：4043

4 | 口腔機能低下（オーラルフレイル）とフレイル

オーラルフレイルは，「口に関する“ささいな衰え”が軽視されないように，口腔機能低下，食べる機能の低下，さらには，心身の機能低下までつながる“負の連鎖”に警鐘を鳴らした概念」である[1]（図 1）．さらに，摂食嚥下障害に至る以前の効果的な早期介入を実施するうえで近年注目されており，重要な概念である．

POINT

- 高齢期の口腔機能低下を可視化した概念としてオーラルフレイルが提唱された．
- オーラルフレイルの進行はフレイル，要介護，さらには死亡のリスクを高める．
- オーラルフレイルは日本で考案された概念である．

Q1 ▶ 口腔機能低下（オーラルフレイル）はフレイルをきたしやすいか？

オーラルフレイルは身体的フレイルをきたしやすい．天然歯の本数 20 本未満，咀嚼能力機能低下，調音性口腔運動機能低下，舌圧機能低下，自覚的咀嚼困難，自覚的嚥下困難の 6 項目中 3 項目以上をオーラルフレイルと定義した Tanaka らによる縦断研究では，65 歳以上のオーラルフレイルに該当した高齢者は，該当しない者と比べ，身体的フレイルの発症リスクが 2.41 倍であった[2]．

Q2 ▶ 口腔機能低下（オーラルフレイル）におけるフレイルの危険因子は何か？

オーラルフレイルの要素や咀嚼筋量の低下がフレイルの危険因子となり得る．フレイルの高齢者は，咬合力および舌・口唇運動機能の低下，咀嚼筋（咬筋）の菲薄化が確認されている[3]．フレイルの構成要素であるサルコペニアの重症度と咀嚼筋量（咬筋量）との関係[4]も指摘されており，オーラルフレイルとフレイルの交絡因子として口腔機能関連筋の存在が示唆される．85 歳以上の英国と日本の住民を対象とした横断研究では，摂食困難な食品や固い物を食べる際に支障がある食品が多いことに加えて，歯の喪失が身体的フレイルと関連していた[5]．

Q3 ▶ 口腔機能低下（オーラルフレイル）にフレイルを合併すると予後はどうなるか？

オーラルフレイルとフレイルの合併に関する研究はないが，前出の Tanaka らによる縦断研究では，オーラルフレイルに該当した者は該当しない者と比べ，2 年後のサルコペニアの発症リスクが 2.13 倍，身体的フレイルのリスクが 2.41 倍であり，さらに 45 ヵ月後の要介護認定および総死亡リスクは，2.35 倍および 2.09 倍であった[2]（図 2）．要介護高齢者を対象とした報告においても，オーラルフレイル（口腔機能低下）群は死亡のリスクが有意に高かった（1 年間の縦断研究）[6]．

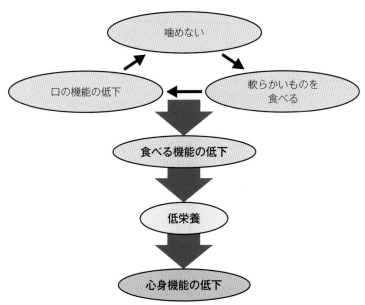

図1 オーラルフレイル：口腔機能の負の連鎖のモデル（文献1より改変）

オーラルフレイルの人が
抱える新規発症リスク

サルコペニア…2.13倍
身体的フレイル…2.41倍
要介護認定…2.35倍
総死亡リスク…2.09倍

※サルコペニア，身体的フレイルは
24ヵ月後の検討，要介護認定，
総死亡リスクは45ヵ月後の検討

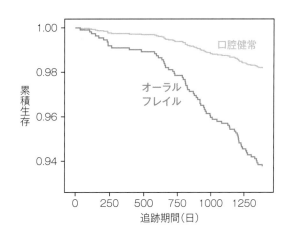

図2 オーラルフレイルの予後
オーラルフレイルは，身体的フレイル，サルコペニア，さらにはこれらが関与している要介護認定
および総死亡リスクにも関連していることが示された．（文献2より改変）

Q4 ▶ フレイルを伴った口腔機能低下（オーラルフレイル）を治療する際に注意すべき点は何か？

　定期的な歯科受診を勧奨することが最も重要である．口腔衛生指導，口腔機能の運動（顔面・舌の運動，唾液腺マッサージ，発音訓練，呼吸訓練など），摂食嚥下リハビリテーションなどを行うことが望ましい．また，オーラルフレイルを有する高齢者は，食品の多様性が低下し，食欲低下や低栄養のリスクが高くなっている[7, 8]ことから，食品摂取の多様性を高めるような食事指導や，咀嚼・嚥下障害に対応した調理や配食サービスなども考慮する．オーラルフレイルは社会的フレイ

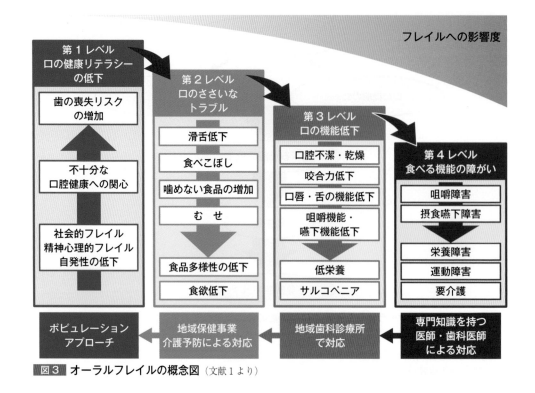

フレイルへの影響度

第1レベル
口の健康リテラシー
の低下

歯の喪失リスク
の増加

不十分な
口腔健康への関心

社会的フレイル
精神心理的フレイル
自発性の低下

第2レベル
口のささいな
トラブル

滑舌低下

食べこぼし

噛めない食品の増加

むせ

食品多様性の低下

食欲低下

第3レベル
口の機能低下

口腔不潔・乾燥

咬合力低下

口唇・舌の機能低下

咀嚼機能・
嚥下機能低下

低栄養

サルコペニア

第4レベル
食べる機能の障がい

咀嚼障害

摂食嚥下障害

栄養障害

運動障害

要介護

ポピュレーション
アプローチ

地域保健事業
介護予防による対応

地域歯科診療所
で対応

専門知識を持つ
医師・歯科医師
による対応

図3 オーラルフレイルの概念図（文献1より）

ルが背景にあることが報告[9]されており，社会参加などの対策が必要である．さらに，唾液分泌に影響する可能性がある薬剤の服薬状況を確認し，場合によっては変更・中心などを検討する．

Q5 ▶ 口腔機能低下（オーラルフレイル）にフレイルや ADL 低下を合併した場合にどのような治療をすべきか？

ランダム化比較試験によって歯科衛生士などの専門職を中心とした上記の口腔衛生指導，口腔機能の運動，嚥下性肺炎予防などの介入効果が確認されている[10~12]．医療的な介入が必要なケースは，口腔機能低下症に関する精密検査を実施し，医師と歯科医師が連携し，咀嚼・嚥下障害の対策，栄養サポート，リハビリテーション，医学的管理など包括的な管理を行うことが望ましい[1, 13]（図3）．

（平野浩彦）

文献

1) 日本歯科医師会（編）：歯科診療所におけるオーラルフレイル対応マニュアル 2019 年版，2019. https://www.jda.or.jp/dentist/oral_flail/pdf/manual_all.pdf

2) Tanaka T, et al：Oral frailty as a risk factor for physical frailty and mortality in community-dwelling elderly. J Gerontol A Biol Sci Med Sci 2018, 73：1661-1667

3) Watanabe Y, et al：Relationship between frailty and oral function in community-dwelling elderly adults. J Am Geriatr Soc 2017, 65：66-76

4) Iwasaki M, et al：Interrelationships among whole-body skeletal muscle mass, masseter muscle mass, oral function, and dentition status in older Japanese adults. BMC Geriatr 2021, 21：582

5) Albani V, et al：Associations of poor oral health with frailty and physical functioning in the oldest old：results from two studies in England and Japan. BMC Geriatr 2021, 21：187

6) Hoshino D, et al : Association between simple evaluation of eating and swallowing function and mortality among patients with advanced dementia in nursing homes : 1-year prospective cohort study. Arch Gerontol Geriat 2020, 87 : 103969

7) Iwasaki M, et al : Association between oral frailty and nutritional status among community-dwelling older adults : the Takashimadaira Study. J Nutr Health Aging 2020, 24 : 1003-1010

8) Motokawa K, et al : Relationship between chewing ability and nutritional status in Japanese older adults : a cross-sectional study. Int J Environ Res Public Health 2021, 18 : 1216

9) Hironaka S, et al : Association between oral, social, and physical frailty in community-dwelling older adults. Arch Gerontol Geriatr 2020, 89 : 104105

10) Ohara Y, et al : Effectiveness of an oral health educational program on community-dwelling older people with xerostomia. Geriatr Gerontol Int 2015, 15 : 481-489

11) Shirobe M, et al : Effect of an oral frailty measures program on community-dwelling elderly people : a cluster-randomized controlled trial. Gerontology 2022, 68 : 377-386

12) Matsubara C, et al : Effect of oral health intervention on cognitive decline in community-dwelling older adults : a randomized controlled trial. Arch Gerontol Geriatr 2021, 92 : 104267

13) 日本歯科医学会：口腔機能低下症に関する基本的な考え方, 2018. https：//www.jads.jp/basic/pdf/document_02.pdf

5 | 不眠とフレイル

POINT

● フレイルを有する高齢者では不眠が多い.

● 不眠の存在は,フレイルを有する高齢者の予後に悪影響を及ぼす.

● フレイルでの不眠には,睡眠衛生の強化が重要である.

Q1 ▶ 不眠はフレイルをきたしやすいか?

　フレイルの基準を満たす高齢者での不眠の有病率は,非フレイル高齢者に比べて明らかに高く,いくつかの横断研究[1],縦断研究[2]で,不眠症状とフレイルの関連性が示されている.しかしながら,システマティック・レビューでは両者の関連性は明らかではなく,唯一,「睡眠の質」の悪化がフレイル形成と関連したことが示されている[3].したがって,不眠がフレイルのリスク要因になる可能性は高いものの,研究対象者の背景を慎重に吟味する必要があるだろう.不眠以外に,高齢者層での夜間長時間睡眠の傾向や,日中の眠気の存在もフレイル発現のリスク要因に挙げられているので,これらも含めた包括的な検討が必要であろう.

Q2 ▶ 不眠におけるフレイルの危険因子は何か?

　不眠症状は,入眠障害,睡眠維持障害,早朝覚醒で構成されているが,この中では入眠障害が身体機能への悪影響が大きいと指摘されている[4].フレイルと不眠の間には双方向の関係性があり,女性においては不眠がフレイルをきたすリスクよりもフレイルが不眠をきたすリスクが大きいのに対し,男性ではこの関係性が逆になるという報告があるものの[2],性差の関与を否定する報告もあり[5],結論は得られていない.

Q3 ▶ 不眠にフレイルを合併すると予後はどうなるか?

　現時点までの研究では,不眠とフレイルの合併が生命予後に影響を及ぼすかという点についての結論は得られていない.しかしながら,長期的な生命予後の関連要因を検討した研究では,睡眠の問題よりもフレイルのほうが生命予後悪化に対する影響が大きいようである[6].入院・施設入所に関しては,不眠症状を有する症例が多いことを示した研究はあるが,フレイル合併の影響については言及されていない.ただし,フレイルの有無を問わず不眠の存在は夜間転倒・骨折のリスクになり,フレイルを有する高齢者での前向き研究でも夜間の睡眠効率の低下が転倒リスクになることがわかっているので[7],フレイルにおける不眠の存在は転倒,QOL低下の原因になると考えられる(図1).また,睡眠障害の存在はフレイルを有する高齢者の不安症状の形成と関連しているので,これも日中機能の低下の原因になると考えられる[8].

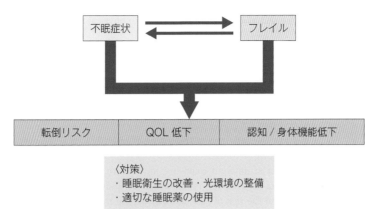

図1 フレイルと不眠の関係・対策

Q4 ▶ フレイルを伴った不眠を治療する際に注意すべき点は何か？

　基本的な睡眠衛生事項として，睡眠に悪影響を及ぼす可能性のあるカフェイン飲料，アルコール飲料の摂取を控えるよう指導すること，夜間の入眠障害・睡眠維持障害の原因になる午睡を制限する（30分以内が望ましい）ことなどの配慮が必要である[9, 10]．また，夜間の受光（特に青色光）を就床予定時刻の2時間程度前から控え，昼間の受光を促すことが，夜間のメラトニン分泌を保ち，睡眠－覚醒に関わる概日リズムの恒常性を維持（すなわち，日中の覚醒度向上と夜間の睡眠促進）するうえで重要である[11]．

Q5 ▶ 不眠にフレイルや ADL 低下を合併した場合にどのような治療をすべきか？

　ベンゾジアゼピン類ないしベンゾジアゼピン受容体作動薬は，ふらつき・転倒を生じやすく骨折の原因になる可能性があり[12]，認知症状を助長したりせん妄をきたす要因になるか否かについての議論が繰り返し行われている[13]ので，その使用は最小量に控えるか避けるほうが無難であろう．これに代わる薬物治療としては，メラトニン受容体作動薬やオレキシン受容体拮抗薬が挙げられるが，前者は比較的効果が弱く[14]，後者は悪夢形成や日中の眠気をきたす可能性がある点[15]に注意すべきである．

（井上雄一）

文献

1) Fan J, et al：Association of insomnia and multidimensional frailty in community-dwelling older adults：a cross-sectional survey. J Clin Nurs 2022, 31：167-173

2) Nemoto Y, et al：Bidirectional relationship between insomnia and frailty in older adults：a 2-year longitudinal study. Arch Gerontol Geriatr 2021, 97：104519

3) Wai JL, et al：The relationship between sleep-wake disturbances and frailty among older adults：a systematic review. J Adv Nurs 2020, 76：96-108

4) Tang JY, et al：The relationship between insomnia symptoms and frailty in community-dwelling older persons：a path analysis. Sleep Med 2021, 84：237-243

5) Jankowska-Polańska B, et al：The role of sleep disturbance, depression and anxiety in frail patients with AF-gender differences. J Clin Med 2020, 10：11

6) Morgan K, et al : Sleep duration and all-cause mortality : links to physical activity and prefrailty in a 27-year follow up of older adults in the UK. Sleep Med 2019, 54 : 231-237

7) Yoshimoto Y, et al : Sleep efficiency affecting the occurrence of falls among the frail older adults. Geriatr Nurs 2021, 42 : 1461-1466

8) Press Y, et al : The association between subjectively impaired sleep and symptoms of depression and anxiety in a frail elderly population. Aging Clin Exp Res 2018, 30 : 755-765

9) Maness DL, et al : Nonpharmacologic management of chronic insomnia. Am Fam Physician 2015, 92 : 1058-1064

10) Chung KF, et al : Sleep hygiene education as a treatment of insomnia : a systematic review and meta-analysis. Fam Pract 2018, 35 : 365-375

11) Obayashi K, et al : Positive effect of daylight exposure on nocturnal urinary melatonin excretion in the elderly : a cross-sectional analysis of the HEIJO-KYO Study. J Clin Endocrinol Metab 2012, 97 : 4166-4173

12) Andrade C : Sedative hypnotics and the risk of falls and fractures in the elderly. J Clin Psychiatry 2018, 79 : 18f12340

13) Lucchetta RC, et al : Association between development of dementia and use of benzodiazepines : a systematic review and meta-analysis. Pharmacotherapy 2018, 38 : 1010-1020

14) Liu J, et al : Ramelteon in the treatment of chronic insomnia : systematic review and meta-analysis. Int J Clin Pract 2012, 66 : 867-873

15) Herring WJ, et al : Suvorexant in elderly patients with insomnia : pooled analyses of data from phase III randomized controlled clinical trials. Am J Geriatr Psychiatry 2017, 25 : 791-802

6 | 慢性疼痛とフレイル

慢性疼痛とは，特定の原因がなく，痛みが慢性的に続くものをいう．外傷や疾患などが完治した後も 3 ヵ月以上痛みが続く場合や，がん，関節炎，糖尿病，線維筋痛症などの慢性疾患や，治らない外傷が原因の痛みが続く場合などは慢性疼痛に該当する．

POINT

- 慢性疼痛を有する者はフレイルになる可能性が高い．
- フレイルと慢性疼痛が何らかのメカニズムを共有している可能性が示唆されているが，その共通経路に関する知見は未だ不十分である．
- 絶え間のない定常的な疼痛は，抑うつや不安を引き起こし，社会的フレイルにつながる．
- 十分な鎮痛のもと，運動型デイサービスなどを通じて，社会性を保てるような配慮が必要である．

Q1 ▶ 慢性疼痛はフレイルをきたしやすいか？

慢性疼痛をもつ人にはフレイルとプレフレイルが多く[1]，慢性疼痛をもつ人は，もたない人に比べて，平均 5.8 年後にフレイルになるリスクが高かったとする追跡調査などがあるが[2]，その病態生理学的メカニズムに関する知識は不足しており，フレイルと慢性疼痛の間に共通の経路があることを示す証拠はまだない[3]．

Q2 ▶ 慢性疼痛におけるフレイルの危険因子は何か？

慢性疼痛は自律神経症状（倦怠感，睡眠障害，食欲減退，味覚障害，体重減少，性欲減退，便秘）をしばしば引き起こす．この自律神経症状が慢性的な低栄養を引き起こし，なおかつ疼痛に伴う身体活動の低下から，サルコペニア・筋力低下を介してフレイルにつながる可能性がある．また，絶え間のない定常的な疼痛は，抑うつや不安を引き起こし，ほぼすべての活動を妨げ，この心理的不安が社会的フレイルにつながる[4]．

Q3 ▶ 慢性疼痛にフレイルを合併すると予後はどうなるか？

フレイルによる介護，施設入所，死亡などの予後の悪化の報告はあるが[5]，慢性疼痛に関してはこれらを評価した報告はない．慢性疼痛の患者にフレイルが合併すると予後の悪化が推測されるが，転倒，要介護，施設入所，死亡に関して現状では十分な知見が得られていない．

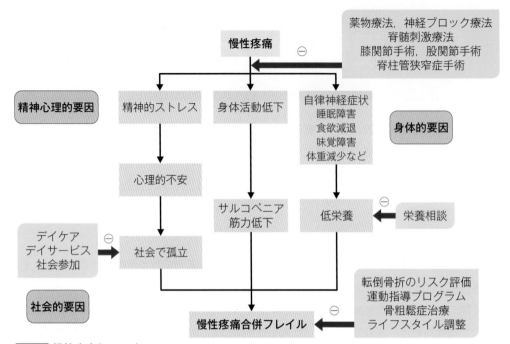

図1 慢性疼痛とフレイル

慢性疼痛からフレイルへとつながる流れとその防止策．慢性疼痛の定義からは外れるが，腰椎・股関節・膝関節由来の下肢の疼痛に対しては整形外科的手術も有効と考えられる．

Q4 ▶ フレイルを伴った慢性疼痛を治療する際に注意すべき点は何か？

　痛みは加齢に伴い非常によくみられる症状であり，個々の生理的状態，関連する併存疾患のために，その管理はどの医師にとっても困難な課題である．慢性変性疾患をもつ高齢者の人口は世界的にみても急激に増加しており，包括的な痛みの評価を行った後の適切な診断の下に，薬物療法に加えて神経ブロック療法，脊髄刺激療法などを行うことも選択肢となり得る（図1）．

Q5 ▶ 慢性疼痛にフレイルや ADL 低下を合併した場合にどのような治療をすべきか？

　転倒や骨折のリスクの高い患者を特定することが重要である（図1）．栄養相談を通して，骨粗鬆症・筋肉量減少の予防，慢性疾患のコントロールに配慮する．転倒や，転倒による悪い結果を防ぐために，患者のライフスタイルを人間工学的に調整する．例えば，通路の障害物を取り除く，段差をなくしバリアフリーとする，通路に柔らかいクッションマットなどを敷く，歩行補助具を使用するなどの調整がある[6]．十分な鎮痛の下で，患者に合った運動プログラムを選択し，デイサービスなどの施設へ通うことを通じて社会性を保てるように配慮する．

（宮﨑　剛）

文献

1) Otones Reyes P, et al：Chronic pain and frailty in community-dwelling older adults：a systematic review. Pain Manag Nurs 2019, 20：309-315
2) Lin T, et al：Association between frailty and chronic pain among older adults：a systematic review and meta-analysis. Eur Geriatr Med 2020, 11：945-959
3) D'Agnelli S, et al：Frailty and pain, human studies and animal models. Ageing Res Rev 2022, 73：101515
4) Hirase T, et al：Impact of frailty on chronic pain, activities of daily living and physical activity in community-dwelling older adults：a cross-sectional study. Geriatr Gerontol Int 2018, 18：1079-1084
5) Dapp U, et al：Long-term prediction of changes in health status, frailty, nursing care and mortality in community-dwelling senior citizens―results from the Longitudinal Urban Cohort Ageing Study (LUCAS). BMC Geriatr 2014, 14：141
6) Rastogi R, et al：Management of chronic pain in elderly, frail patients：finding a suitable, personalized method of control. Clin Interv Aging 2013, 8：37-46

7 | 便秘とフレイル

POINT

● フレイルサイクルの中で，便秘とフレイルはそれぞれのリスク因子となり得る．
● 便秘とフレイルの合併は，予後を悪化させる可能性がある．
● フレイルにおける便秘治療では，排便時の体位や介助法にも配慮が必要である．

Q1 ▶ 便秘はフレイルをきたしやすいか？

　高齢者の便秘とフレイル（CHS 基準）が関連していることは Lim らの横断研究で示されている[1]（図1）．便秘になると，食欲が低下し栄養障害をきたしやすくなる．外出する意欲も低下し，結果として運動量も低下する．これらは加齢による生理的蠕動運動の低下や食事飲水量の減少をさらに増悪させる．フレイルの原因は便秘だけではないが，フレイルサイクルのなかで，便秘はフレイルに影響を与える因子であると考えられる．

Q2 ▶ 便秘におけるフレイルの危険因子は何か？

　フレイルにおける便秘の危険因子はいくつか考えられる．加齢に伴う腸管蠕動運動や直腸の感覚低下，食事飲水量や運動量の低下，筋力の低下は便秘のリスクとなると同時にフレイルやサルコペニアのリスクとなる（図2）ことが報告されている[1]．高齢者では multimorbidity（パーキンソン病，甲状腺機能低下症，糖尿病，高血圧，脂質異常症，うつ病，脳血管障害など）と，それに伴うポリファーマシーも多い．これらはフレイルのリスクになるとともに，疾患に伴う二次性あるいは薬剤性便秘のリスクともなる．Q1 と同様，フレイルサイクルの中で便秘のリスク因子は，間接的にフレイルのリスク因子になると考えられる．

Q3 ▶ 便秘にフレイルを合併すると予後はどうなるか？

　便秘が心血管イベントのリスクとなり，全死亡率が高くなることが報告されている[2,3]．また，便秘による結腸通過時間の延長は，腸内細菌の組成と毒素代謝に影響し，CKD への移行や末期腎不全に陥るリスクを高める[4]．これらの報告を考慮すると，直接的なエビデンスはないが，便秘とフレイルの合併は予後を悪化させると考えられる．

Q4 ▶ フレイルを伴った便秘を治療する際に注意すべき点は何か？

　プレバイオティクスの活用も考慮する（図2）．プロバイオティクスを含む乳酸飲料が介護施設入所者の便秘に有効であったという報告がある[5]．食事・運動療法で効果がない時には下剤を使用することになる．緩下剤をベースに刺激性下剤を頓用で使用するのが基本である（図2）．酸化マ

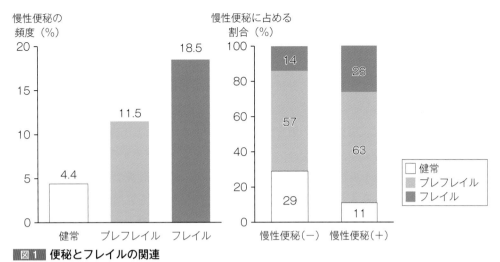

図1 便秘とフレイルの関連

韓国の高齢住民 1,278 名の横断解析結果を示す．（文献 1 より）

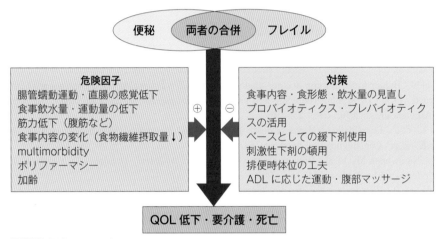

図2 便秘とフレイル

グネシウムは使用しやすい薬剤ではあるが，腎機能低下者では高マグネシウム血症のリスクが高くなるため，定期的な血中濃度測定や症状発現に注意して使う[6]．また併用注意薬が多いことにも留意する．

　2012 年にルビプロストンが承認されて以来，新規緩下剤（リナクロチド，エロビキシバット，ラクツロース，ポリエチレングリコール，ナルデメジン）の使用が可能となっている．症例に合わせ，適切な緩下剤を選択（例えば，腎機能が問題なければ酸化マグネシウムを，腎機能が低下していればルビプロストンを，腹痛を伴う便秘にはリナクロチドを，オピオイド使用に伴う便秘であればナルデメジンを選択）し，用法・用量を厳守する．少量から開始し，効果をみながら用量を漸増していくと良い．なお，誤嚥しやすい症例にはゼリー状のラクツロースを，胃瘻造設者であれば液体状のポリエチレングリコールを用いるなど，症例による剤形の選択も可能である．

　排便時の体位を工夫する[7]．座位が可能な人であれば"考える人"の体位をとる[8]．寝たきりの症例では，側臥位をとらせて両膝を臍に近付け丸まった体位とし，腹圧の代わりに補助者が腹部を圧迫する．エビデンスはないが，腹部マッサージや ADL に応じた運動を行っても良い．

　また，便排出困難例では浣腸や摘便の適宜使用も有効である．ただし，高齢者では腸管壁が菲薄化していることが多く，穿孔のリスクが高い．浣腸や坐薬を安全に使用するため，実施前に必ず直腸指診を行い，便塊の有無や腸管の方向を確認すべきである．直腸が便塊で占拠されている場合は，まず摘便を行い浣腸液が入るスペースを作る．それから浣腸のノズルを肛門内にゆっくり挿入する．抵抗がある場合は穿孔のリスクがあるので，軽く引き戻し，抵抗なく挿入できる方向に再挿入する．急速な浣腸液の注入による直腸の過伸展や容積の急な変化は，腸管壁の穿孔や迷走神経反射による血圧低下などにつながるため，60 mL の浣腸液の注入であれば 15〜30 秒かけてゆっくり行ったほうがよい．

（須藤紀子）

文献

1) Lim J, et al：Higher frailty burden in older adults with chronic constipation. BMC Gastroenterol 2021, 21：137
2) Honkura K, et al：Defecation frequency and cardiovascular disease mortality in Japan：the Ohsaki cohort study. Atherosclerosis 2016, 246：251-256
3) Sumida K, et al：Constipation and risk of death and cardiovascular events. Atherosclerosis 2019, 281：114-120
4) Sumida K, et al：Constipation and incident CKD. J Am Soc Nephrol 2017, 28：1248-1258
5) van den Nieuwboer M, et al：Improving the bowel habits of elderly residents in a nursing home using probiotic fermented milk. Benef Microbes 2015, 6：397-403
6) Wakai E, et al：Risk factors for the development of hypermagnesemia in patients prescribed magnesium oxide：a retrospective cohort study. J Pharm Health Care Sci 2019, 5：4
7) Lambo A, et al：Chronic Constipation. N Engl J Med 2013, 349：1360-1368
8) Takano S, et al：Influence of body posture on defecation：a prospective study of "The Thinker" position. Tech Coloproctol 2016, 20：117-121

8 排尿障害とフレイル

POINT

- 排尿障害はフレイルと密接に関係しており，フレイルは尿失禁発症の危険因子である．
- フレイルで重度尿失禁を有している患者の累積生存率はそれ以外の患者に比して低い．
- 排尿障害にフレイルや ADL 低下を合併している患者の治療は排尿関連のガイドラインに沿って行う．

Q1 ▶ 排尿障害はフレイルをきたしやすいか？

排尿障害がフレイルをきたしやすいという直接の報告はないが，排尿障害はフレイルと密接に関係しており[1]，フレイル患者では尿意切迫感や頻尿などの蓄尿症状だけでなく，残尿や尿勢低下などの排尿症状とも関係がある[2]．

高齢者の排尿障害から派生するさまざまな要因（転倒，尿路感染症，皮膚トラブル，心理社会的影響，QOL 低下，健康認識の低下など）によるフレイル発生の可能性がある[3~6]（図 1）．

Q2 ▶ 排尿障害におけるフレイルの危険因子は何か？

排尿障害におけるフレイルの危険因子についての報告はないが，縦断研究によると，フレイル患者では尿失禁の発生頻度が高く，フレイルは尿失禁発症の危険因子である[2]．また，高齢者の尿失禁はフレイルを示唆するマーカーである[7]．

Q3 ▶ 排尿障害にフレイルを合併すると予後はどうなるか？

排尿障害とフレイルを合併した生命予後の調査はないが，フレイルで重度尿失禁を有する患者の累積生存率は，尿失禁なしまたは中等度の尿失禁患者に比べて低い[7]．また，平均 64 歳の集団において，室内での転倒は過活動膀胱，睡眠障害と有意に関連しており，フレイルとの関連はなかったが，転倒症例でのフレイルの程度は非転倒例に比べ有意に高かった[8]．

Q4 ▶ フレイルを伴った排尿障害を治療する際に注意すべき点は何か？

フレイルを伴った排尿障害を対象とした食事・運動療法を評価した報告はなく，治療は排尿関連のガイドラインに沿って行う．体重の減量は下部尿路症状（尿失禁）を改善すると報告されているが，フレイル高齢者に対しては不適切な場合がある．夜間多尿などに対する過度の飲水制限は脱水症，便秘やせん妄と関連し，尿失禁のリスクを高める[9]．また，フレイル高齢者では発汗機能や体温調節機能の低下により口渇を感じにくく，介護者が脱水症を恐れ過剰な水分を提供して夜間多尿や頻尿・尿失禁を誘発することもあるので注意が必要である[10]．

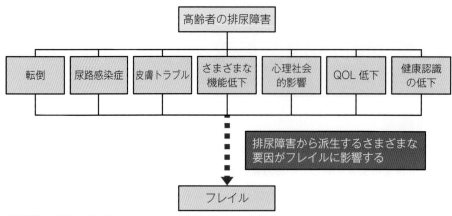

図1 高齢者の排尿障害とフレイルの関係 （文献3〜6より作成）

Q5 ▶ 排尿障害にフレイルや ADL 低下を合併した場合にどのような治療をすべきか？

　基本的には排尿関連のガイドラインに沿った治療を行う．フレイルまたは地域在住高齢者の尿失禁に対する保存的治療法の効果に関するシステマティック・レビューでは，以下の3点の効果が認められている．①フレイル高齢者への骨盤底筋トレーニングと身体機能トレーニングの併用は，すべてのタイプの尿失禁に対して効果が期待できる．②フレイル高齢女性に対する尿失禁の要因別にみた個別複合介入は，尿失禁の回数を減少させる効果が期待できる．③フレイル高齢者の尿失禁に対する行動療法としては，うながし排尿法，排尿習慣化訓練，定時排尿法があり，推奨される[11]．

（吉田正貴）

文献

1) Omae K, et al：Gait speed and overactive bladder in the healthy community-dwelling super elderly：The Sukagawa Study. Neurourol Urodyn 2019, 38：2324-2332
2) Bauer SR, et al：Co-occurrence of lower urinary tract symptoms and frailty among community-dwelling older men. J Am Geriatr Soc 2020, 68：2805-2813
3) Chong E, et al：Frailty predicts incident urinary incontinence among hospitalized older adults—a 1-year prospective cohort study. J Am Med Dir Assoc 2018, 19：422-427
4) Luo H, et al：Predicting adverse health outcomes in nursing homes：a 9-year longitudinal study and development of the FRAIL-Minimum Data Set (MDS) quick screening tool. J Am Med Dir Assoc 2015, 16：1042-1047
5) Moore G, et al：Health and social factors associated with a delayed discharge amongst inpatients in acute geriatric wards：a retrospective observational study. Geriatr Gerontol Int 2018, 18：530-537
6) Bliss DZ, et al：Incidence and characteristics of incontinence-associated dermatitis in community-dwelling persons with fecal incontinence. J Wound Ostomy Continence Nurs 2015, 42：525-530
7) Berardelli M, et al：Urinary incontinence in the elderly and in the oldest old：correlation with frailty and mortality. Rejuvenation Res 2013, 16：206-211
8) Konishi S, et al：Overactive bladder and sleep disturbance have a significant effect on indoor falls：results from the community health survey in Japan. Low Urin Tract Symptoms 2021, 13：56-63
9) Wagg A, et al：Incontinence in frail older persons. in Abrams P, et al (eds), 6th International Consultation on Incontinence, Tokyo, September 2016, England International Continence Society, 2017, pp.1309-1441
10) 日本サルコペニア・フレイル学会/国立長寿医療研究センター（編）：フレイル高齢者・認知機能低下高齢者の下部尿路機能障害に対する診療ガイドライン，ライフサイエンス出版，2021, pp.68-70
11) Stenzelius K, et al：The effect of conservative treatment of urinary incontinence among older and frail older people：a systematic review. Age Ageing 2015, 44：736-744

スキンフレイル

　加齢に伴い，皮膚の脆弱化が進行する（図1）．高齢者の皮膚では，角質細胞間脂質の減少，表皮・真皮の菲薄化，表皮突起の平坦化，真皮の細胞外マトリックスや線維芽細胞，毛細血管の減少，皮膚付属器の機能低下が生じ，所見として乾皮症，紫斑，色素斑，萎縮，掻痒感などを呈する．また，紫外線曝露による光老化では，短く断片化した弾性線維の沈着，コラーゲンの変性，真皮内の炎症細胞浸潤，不規則な色素沈着などが生じ，皮膚の肥厚や深いしわを伴う．

　近年，皮膚脆弱性に全身的なフレイル・低栄養が関連することが実証されてきた．我々は，スキンフレイルを「乾燥や粘弾性低下などを複合した状態であり，創傷などの皮膚障害に対する脆弱性が増加した状態」と定義している[1]．

　スキンフレイルでは，外力（摩擦やずれ）に対する皮膚の抵抗性が低下するとともに，皮下組織や筋肉量の減少による皮膚の可動性の増加により，皮膚内部のずれ応力が増加すると考えられる．その結果，四肢のスキン‐テア（皮膚裂傷）や殿部の褥瘡などの創傷発生につながり得る．

　スキンフレイルという名称を用いることには，①ハイリスクな状態に介入する従来の創傷ケアよりも早期予防を重視すること，②医療従事者のみならず，高齢者本人や家族にも関心をもってもらう目的がある．

　スキンフレイルの評価法として，10項目のスキンフレイルチェックリストが開発されている[1]．このチェックリストは「はり低下」4項目と「乾燥」6項目から構成され，質問項目には専門用語を極力使用せず，回答も「はい・いいえ」と単純化し，患者・家族にも理解できるような尺度となっている．看護師が皮膚写真に基づき評価した点数は，角質水分量や皮膚粘弾性の計測値および全身のフレイルスコアと関連し，妥当性が確認されている[1]．簡単なチェックリストであり，地域や病院の健康教室・患者教育において，スキンケアの重要性を普及・啓発していく際にも役立つ．

　スキンフレイルの予防・改善には，局所的なスキンケア（保湿や保護）に加え，全身のフレイルの予防・管理が必要となる．特に，タンパク質やビタミンDなどの身体的フレイルに対する栄養管理に加え，皮膚機能の維持・向上を目的とした特定の栄養素（抗酸化ビタミン，コラーゲンペプチド）の有効性が検証されている[2]．

（飯坂真司）

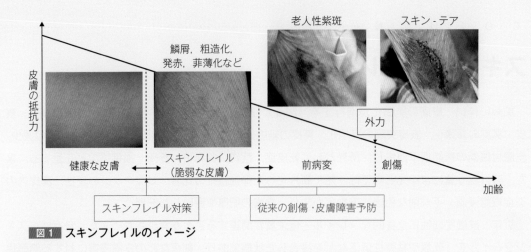

図1 スキンフレイルのイメージ

文献

1) 飯坂真司 他：地域高齢者に対するスキンフレイルスクリーニングツールの開発と妥当性の評価．日創傷オストミー失禁管理会誌 2018, 22：287-296

2) Nomoto T, et al：Effect of an oral nutrition supplement containing collagen peptides on stratum corneum hydration and skin elasticity in hospitalized older adults：a multicenter open-label randomized controlled study．Adv Skin Wound Care 2020, 33：186-191

9 | ロービジョン（視力障害）とフレイル

ロービジョンは，WHO の定義では良いほうの眼の矯正視力が 0.05 以上 0.3 未満とされているが，わが国では成長・発達あるいは日常生活・社会生活に何らかの支障をきたす視機能または視覚とされ，視力障害だけに規定されないものとなっている．

POINT

● ロービジョンを合併したフレイルの予後は不良と推定される．
● ロービジョンにフレイルが合併した際には，早めに眼科専門医の診察を受け，適切な診断と治療を行うことが重要である．
● ロービジョンの原疾患（特に加齢白内障）は，白内障手術により回復可能な疾患であり，転倒の予防が期待できる．

Q1 ▶ ロービジョンはフレイルをきたしやすいか？

ロービジョンとフレイルの直接の危険因子を証明した報告はないが，視力障害とフレイルの強い関連性は示唆されている[1~4]．

Q2 ▶ ロービジョンにおけるフレイルの危険因子は何か？

ロービジョンは，フレイルの関連リスクと大部分が重複している[5]．

Q3 ▶ ロービジョンにフレイルを合併すると予後はどうなるか？

ロービジョンにフレイルを合併した予後の検討はない．65 歳以上の高齢者が視力障害を伴うと，手段的 ADL 低下を介して死亡率が高くなる（視力検査で 1 文字低下した場合，8 年間で死亡率が 16％増加）[6]．ロービジョンとフレイル発症との関連は多くの報告があり，ロービジョンにフレイルを合併すると予後は不良と推察される．

Q4 ▶ フレイルを伴ったロービジョンを治療する際に注意すべき点は何か？

ロービジョン（視力障害）に対しては原疾患を治療することが優先される．治療に際して，フレイルが合併していると，通院困難や点眼・服薬アドヒアランスが不良になることも多く[7]，特に眼圧管理の必要な緑内障では，家族や介助者の理解を得ることはとても重要である．また，不可逆性の重度の視力障害に対してはさまざまな支援や福祉制度があるので，それらを周知し，利用を促す必要もある．

Q5 ▶ ロービジョンにフレイルや ADL 低下を合併した場合にどのような治療をすべきか？

　ロービジョンの原疾患の治療により疾患の回復もしくは進行の予防を行うべきである．80 歳以上では加齢白内障の有病率が 100％であるが，加齢白内障は白内障手術により介入することで回復可能な疾患である．両眼の白内障において，片眼の白内障手術は転倒のリスクを 78％低下させ，両眼の白内障手術は 83％低下させた．女性は男性よりも 3 倍リスクが高かった[8]．

　ロービジョンの原因としては，白内障，緑内障，糖尿病網膜症，加齢黄斑変性などさまざまなものがあるが，現在では医療の発達により，治療の早期介入によって多くの症例で視力改善や視力維持効果が期待できるため，ロービジョン（視力障害）にフレイルが合併した際には，早めに眼科専門医の診察を受け，適切な診断と治療を行うことが重要である．特に白内障に関して，米国・英国老年医学会の転倒予防ガイドラインでは，手術適応がある場合，転倒予防のためにどちらか片眼の白内障手術を行うべきとしている[9]．

（福岡秀記）

文献

1) Swenor BK, et al：Visual impairment and frailty：examining an understudied relationship. J Gerontol A Biol Sci Med Sci 2020, 75：596-602
2) Trevisan C, et al：Factors influencing transitions between frailty states in elderly adults：the Progetto Veneto Anziani Longitudinal Study. J Am Geriatr Soc 2017, 65：179-184
3) Klein BE, et al：Relationship of measures of frailty to visual function：the Beaver Dam Eye Study. Trans Am Ophthalmol Soc 2003, 101：191-196
4) Gonzales-Turín JM, et al：Relationship between self-reported visual impairment and worsening frailty transition states in older people：a longitudinal study. Aging Clin Exp Res 2021, 33：2491–2498
5) Fukuoka H, et al：The impact of age-related cataract on measures of frailty in an aging global population. Curr Opin Ophthalmol 2017, 28：93-97
6) Christ SL, et al：Longitudinal relationships among visual acuity, daily functional status, and mortality：the Salisbury Eye Evaluation Study. JAMA Ophthalmol 2014, 132：1400-1406
7) Choy BNK, et al：Factors associated with poor eye drop administration technique and the role of patient education among Hong Kong elderly population. J Ophthalmol 2019, 2019：5962065
8) To KG, et al：A longitudinal cohort study of the impact of first- and both-eye cataract surgery on falls and other injuries in Vietnam. Clin Interv Aging 2014, 9：743-751
9) Drootin M：Summary of the updated American Geriatrics Society/British Geriatrics Society clinical practice guideline for prevention of falls in older persons. J Am Geriatr Soc 2011, 59：148-157

10 | 難聴とフレイル

POINT
- 難聴はフレイルの危険因子である.
- 難聴がある場合，聴力に見合った人工聴覚器の使用や，コミュニケーションの方法の工夫をする.

Q1 ▶ 難聴はフレイルをきたしやすいか？

難聴はフレイルの危険因子である．2020 年 5 月までのフレイルと感覚機能低下に関連した文献についてのシステマティック・レビューでは，横断研究 10 文献を用いたメタ解析がなされており，難聴はフレイルの有意な危険因子であった（OR：2.53，95%CI：1.88〜3.41）[1]．2000 年〜2021 年 2 月までのフレイルと難聴に関連した文献についてのシステマティック・レビューでは，16 文献について検討されている．フレイルの定義は CHS 基準を用いているのが 13 文献で，基本チェックリスト，Clinical Frailty Scale，身体的フレイルが 1 文献ずつであった．聴力の評価方法は，自己または他者による主観的評価が 9 文献，純音聴力検査が 2 文献，ささやき声による検査が 4 文献，指こすり音による検査が 1 文献だった．11 文献は横断研究，5 文献は縦断研究で，最長 10 年のフォローアップ期間だった．メタ解析では，横断研究（OR：1.87，95%CI：1.63〜2.13）でも縦断研究（HR：1.56，95%CI：1.29〜1.88）でも，難聴は有意にフレイルのリスクを上げていた[2]（表 1）.

Q2 ▶ 難聴におけるフレイルの危険因子は何か？

難聴は，転倒，うつ，低活動，認知機能低下とも関連しており，これらが難聴におけるフレイルの危険因子と考えられる[2]（図 1）.

Q3 ▶ 難聴にフレイルを合併すると予後はどうなるか？

9,319 名のフレイル高齢者を対象としたオランダの縦断研究では，難聴がフレイルに合併しても，5 年後の ADL 低下に有意な影響は認めていない[3].

Q4 ▶ フレイルを伴った難聴を治療する際に注意すべき点は何か？

フレイルを伴った難聴者への介入に関する研究は渉猟し得た限りなかったが，難聴があると，会話ができていても内容を十分に理解できていないことがあるので，生活指導の際には留意する．補聴器を使用していても語音を聞き分ける弁別能が低下している場合はその効果に限界があるため，口元をみせながらゆっくりはっきり話し，復唱させる，筆談や音声認識アプリを併用するなどの工夫を要する.

表1 難聴とフレイルのメタ解析結果（文献2より作成）

a. 横断研究

研究	OR（95%CI）
Ng, et al. 2014	2.34（1.21〜4.52）
Kamil, et al. 2014	1.68（1.00〜2.82）
Liljas, et al. 2017	1.52（1.25〜1.86）
Sable-Morita, et al. 2018	2.02（1.09〜3.76）
Naharci, et al. 2019	3.06（1.42〜6.60）
Buttery, et al. 2015	5.38（2.17〜13.35）
Castellana, et al. 2021	1.48（1.10〜2.01）
Cheung, et al. 2020	13.98（5.14〜38.00）
Closs, et al. 2016	3.09（1.73〜5.52）
Gu, et al. 2019	1.30（0.59〜2.87）
Herr, et al. 2018	7.16（3.24〜15.80）
Mohd Hamidin, et al. 2018	2.20（0.91〜5.37）
subtotal（$I^2 = 75.2\%$, $P = 0.000$）	**1.87（1.63〜2.13）**

b. 縦断研究

研究	HR（95%CI）
Kamil, et al. 2016	1.63（1.26〜2.12）
Liljas, et al. 2017	1.32（0.96〜1.81）
Doba, et al. 2012	2.19（1.20〜4.00）
subtotal（$I^2 = 15.9\%$, $P = 0.304$）	**1.56（1.29〜1.88）**

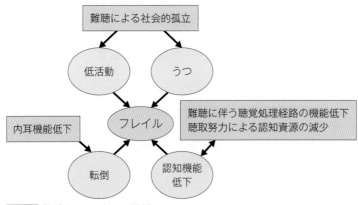

図1 難聴とフレイルの関係

Q5 ▶ 難聴にフレイルや ADL 低下を合併した場合にどのような治療をすべきか？

　難聴に対する治療介入としては，補聴器や人工内耳といった人工聴覚器の使用がある．難聴のある高齢者を対象とした補聴器による介入とフレイルに関する報告は PubMed で渉猟し得た限りな

かったが，わが国では補聴器外来を受診した患者64名における補聴器導入前後での基本チェックリスト項目の変化を検討した報告があり，総スコアやフレイルの頻度には有意な変化を認めていない[4]．ただし，フレイルと強く関連している認知機能低下に関しては，補聴器使用による部分的な抑制についての知見が散見されており[5]，聴力に見合った人工聴覚器を使用すべきと考えられる．

（杉浦彩子）

文献

1) Tan BKJ, et al：Is sensory loss an understudied risk factor for frailty? A systematic review and meta-analysis. J Gerontol A Biol Sci Med Sci 2020, 75：2461-2470
2) Tian R, et al：Association between hearing loss and frailty：a systematic review and meta-analysis. BMC Geriatr 2021, 21：333
3) Mueller-Schotte S, et al：Trajectories of limitations in instrumental activities of daily living in frail older adults with vision, hearing, or dual sensory loss. J Gerontol A Biol Sci Med Sci 2019, 74：936-942
4) 杉浦彩子 他：高齢難聴者における補聴器導入前後でのフレイルの変化. Audiol Jpn 2021, 64：69-77
5) Maharani A, et al：Longitudinal relationship between hearing aid use and cognitive function in older americans. J Am Geriatr Soc 2018, 66：1130-1136

11 | ポリファーマシーとフレイル

POINT

● 5 種類以上の内服はフレイルの頻度が高い.
● ベンゾジアゼピン系薬の使用には注意が必要である.
● 減薬や心理的アプローチが重要である.

Q1 ▶ ポリファーマシーはフレイルをきたしやすいか?

ポリファーマシーの患者はフレイルをきたしやすい. メタ解析では, 5 種類以上内服している患者の 59% がフレイルを合併しており, その頻度は 4 種類以下の内服患者と比べて 2.62 倍であり, さらに 10 種類以上内服している患者におけるフレイルの頻度は 6.57 倍と報告されている [1] (表 1).

Q2 ▶ ポリファーマシーにおけるフレイルの危険因子は何か?

ポリファーマシーにおけるフレイルの危険因子に関する研究は少ないが, 睡眠薬, 抗不安薬, 抗うつ薬, 鎮痛薬, 降圧薬による有害事象, 薬物相互作用, multimorbidity などの影響が考えられる. 抗うつ薬を内服している患者は, うつの状態にかかわらずフレイルの発症率が増加する [2]. 高齢者の睡眠薬や鎮痛薬の使用はフレイルと関連する [3]. ベンゾジアゼピン系薬の使用は転倒・骨折のリスクを上げる [4]. 降圧薬の内服も, フレイルや転倒のリスクの増加と関連するという報告がある [5].

Q3 ▶ ポリファーマシーにフレイルを合併すると予後はどうなるか?

ポリファーマシーにフレイルが合併すると要介護, 入院, 死亡のリスクが増加する (図 1). 70 歳以上で 10 種類以上内服中の患者のポリファーマシーとフレイルの死亡のリスクはそれぞれ 1.83 倍, 2.56 倍であったが, 両者を合併すると, そのリスクは 6.3 倍となった [6] (図 2). ポリファーマシーとフレイルの合併患者は, どちらもない患者と比べて入院のリスクは 2.3 倍であり, 死亡または要介護のリスクも 5.3 倍であった [7]. また, 10 種類以上内服しているフレイル患者では, 内服 4 種類以下でフレイルのない患者と比較し, 緊急入院のリスクが 20 倍であった [8].

Q4 ▶ フレイルを伴ったポリファーマシーを治療する際に注意すべき点は何か?

治療の単純化や減薬・減量, 転倒予防を行う (図 1). 減薬の効果に関する研究は少ないが, システマティック・レビューでは, 減薬は安全に実施可能であり, 3 つの研究では減薬により, フレイル (Edmonton Frail Scale), 身体機能, うつ状態が改善することを示している [9]. 抗うつ薬, ベンゾジアゼピン系薬, 降圧薬を内服している患者では, 転倒のリスクがあるため, 転倒予防のための配慮が必要である [2, 4, 5]. 抗コリン作用を有する薬やベンゾジアゼピン系薬の使用は認知機能

表1 ポリファーマシー（5種類以上）またはハイパーポリファーマシー（10種類以上）とフレイルとの関連（文献1より作成）

研究	OR（95%CI）
ポリファーマシー（5種類以上内服）	
Buttery, et al. 2015	7.78（2.92〜20.72）
Castell, et al. 2013	1.17（1.08〜1.26）
Closs, et al. 2016	2.94（1.11〜7.83）
Diaz-Toro, et al. 2017	4.46（1.11〜17.32）
Gnjidic, et al. 2012	2.55（1.69〜3.84）
Gutierrez-Valencia, et al. 2018	0.74（0.23〜2.43）
Herr, et al. 2015	1.77（1.20〜2.61）
Jung, et al. 2016	4.17（0.67〜26.02）
Moulis, et al. 2015	1.85（1.21〜2.82）
Pegorari, et al. 2014	6.06（1.65〜22.17）
Saum, et al. 2017	2.30（1.60〜3.31）
Serra-Prat, et al. 2016	6.10（2.58〜14.40）
Turner, et al. 2014	4.50（1.90〜10.50）
overall（I^2 = 84.8%, P = 0.000）	**2.62（1.81〜3.79）**
ハイパーポリファーマシー（10種類以上内服）	
Gnjidic, et al. 2012	5.80（2.90〜11.60）
Herr, et al. 2015	4.47（2.37〜8.42）
Saum, et al. 2017	4.97（2.97〜8.32）
Serra-Prat, et al. 2016	24.90（7.38〜84.10）
Turner, et al. 2014	10.29（3.33〜31.78）
overall（I^2 = 46.5%, P = 0.113）	**6.57（4.11〜10.48）**

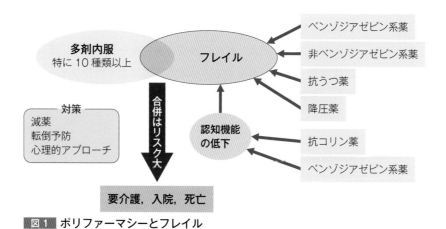

図1 ポリファーマシーとフレイル

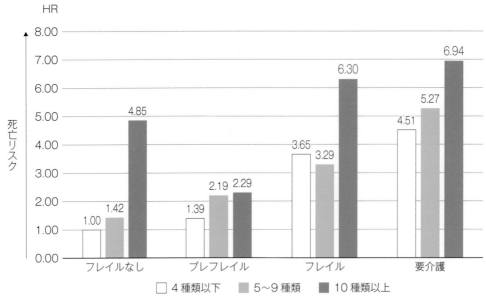

図2 フレイルまたは要介護の患者にポリファーマシー（10種類以上）が重なると死亡リスクが高くなる

フランスの70歳以上2,350名の追跡調査の結果を示す．（文献6より）

低下のリスクがあり，フレイルの原因になり得るため，必要最小限の使用にとどめる[10, 11]．不安，うつ，ストレスが関与している場合には心理的サポートが必要である．不安，うつ，ストレスの原因の除去や環境調整を先行させ，安易に薬に依存しないように援助することが重要である．生活習慣病では運動療法や食事療法を行うことを勧める．

ただし，ポリファーマシーの背景にある多疾患の治療の優先度を決定し，必要な薬剤の場合には，有害事象の出現に注意しながら継続する．

Q5 ▶ポリファーマシーにフレイルやADL低下を合併した場合にどのような治療をすべきか？

認知機能，嚥下機能，転倒のリスクを鑑み，疾患の治療の優先度を判断する．薬物療法による有害性が有益性を上回る薬剤は減薬・中止を検討する．心理的要因によりポリファーマシーになっている例も少なくないことから，多職種でアプローチを行い，患者の不安や介護負担を軽減することが大切である．

（岩切理歌）

文献

1) Palmer K, et al：Association of polypharmacy and hyperpolypharmacy with frailty states：a systematic review and meta-analysis. Eur Geriatr Med 2019, 10：9-36
2) Lakey SL, et al：Antidepressant use, depressive symptoms, and incident frailty in women aged 65 and older from the Women's Health Initiative Observational Study. J Am Geriatr Soc 2012, 60：854-861
3) Chen CY, et al：The prevalence of subjective frailty and factors associated with frailty in Taiwan. Arch

Gerontol Geriatr 2010, 50：S43-S47

4) Xing D, et al：Association between use of benzodiazepines and risk of fractures：a meta-analysis. Osteoporos Int 2014, 25：105-120

5) Bromfield SG, et al：Blood pressure, antihypertensive polypharmacy, frailty, and risk for serious fall injuries among older treated adults with hypertension. Hypertension 2017, 70：259-266

6) Herr M, et al：Polypharmacy and frailty：prevalence, relationship, and impact on mortality in a French sample of 2350 old people. Pharmacoepidemiol Drug Saf 2015, 24：637-646

7) Bonaga B, et al：Frailty, polypharmacy, and health outcomes in older adults：the frailty and dependence in Albacete study. J Am Med Dir Assoc 2018, 19：46-52

8) Chen YZ, et al：Combined effects of frailty and polypharmacy on health outcomes in older adults：frailty outweighs polypharmacy. J Am Med Dir Assoc 2021, 22：606.e7-606.e18

9) Ibrahim K, et al：A systematic review of the evidence for deprescribing interventions among older people living with frailty. BMC Geriatr 2021, 21：258

10) Gray SL, et al：Cumulative use of strong anticholinergics and incident dementia：a prospective cohort study. JAMA Intern Med 2015, 175：401-407

11) Billioti de Gage S, et al：Benzodiazepine use and risk of dementia：prospective population based study. BMJ 2012, 345：e6231

かかりつけ医用
後期高齢者の質問票対応マニュアル

 1. あなたの現在の健康状態はいかがですか？

| かかりつけ医での初期対応 | 身体疾患の関与を見直す
薬剤有害事象の有無を評価する
うつやアパシーの有無を判断する
生活環境との関係を見直す |

〈想定される病態〉
- 臓器別疾患
- 老年症候群
- 薬物有害事象
- うつ

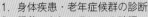 **評価・検査**

対応

健康状態はあまりよくないまたはよくない

1. 身体疾患・老年症候群の診断
2. 服薬アドヒアランスの確認
3. ポリファーマシー
4. 薬物有害事象
5. うつ・意欲の評価
6. 生活支援者や介護者の評価, 社会資源評価

1. 保有疾患の管理不十分, 既往疾患の再燃, 新規疾患の発生に対しての検査, 治療の追加・強化を検討
2〜4. 薬物有害事象の可能性を検討し, ポリファーマシー関連の問題について対応
5. うつ病であれば治療が必要であり, 専門医への紹介も検討
6. 社会資源の活用検討

Ⓒ2020. 5 一般社団法人日本老年医学会

 2. 毎日の生活に満足していますか？

| かかりつけ医での初期対応 | QOL が低いと感じるポイントを聞く
うつ・アパシーの有無を判断する
経済・社会状況要因を見直す |

〈想定される病態〉
- 慢性疼痛　・うつ
- 不眠　　　・アパシー
- 頻尿　　　・孤独
- 活動量低下

 評価・検査

対応

毎日の生活にやや不満または不満

1. 精神・心理状態に影響する老年症候群
2. QOL の評価
3. うつ・意欲の評価
4. 家族・生活環境, 介護サービス利用を含む経済・社会状況の評価

1〜3. 原因疾患や老年症候群があれば, それに対する治療やケアを優先. うつ病であれば治療が必要であり, 専門医への紹介も検討
4. 家族・生活環境に応じて, 地域包括支援センターや市町村の保険事業担当等と連携し, 地域資源の活用を検討

Ⓒ2020. 5 一般社団法人日本老年医学会

3. 1日3食きちんと食べていますか？

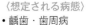

かかりつけ医での初期対応	食べていない理由を聞いて評価すべき項目を判断する

評価・検査

〈想定される病態〉
- 臓器別疾患
- 老年症候群
- 薬物有害事象
- うつ
- 認知症

対応

1日3食きちんと食べていない

1. 栄養状態の評価（体重測定など）
2. 食欲低下の原因の鑑別診断
3. うつ・意欲・認知症の診断
4. 口腔機能，味覚・嗅覚評価
5. 家族・住宅環境，経済状況，介護必要度の判定

1～3. 食思不振・低栄養の原因に応じた対応・体重のモニタリング
4. 歯科との連携，血清亜鉛濃度の測定など
5. 市町村の管理栄養士等につなぎ，栄養相談・食事指導の実施

©2020.5 一般社団法人日本老年医学会

 4. 半年前に比べて硬いものが食べにくくなりましたか？

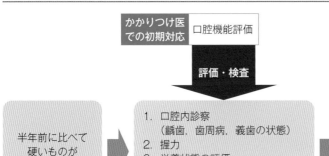

かかりつけ医での初期対応	口腔機能評価

評価・検査

〈想定される病態〉
- 齲歯・歯周病
- 口腔機能低下症
- サルコペニア

対応

半年前に比べて硬いものが食べにくくなった

1. 口腔内診察（齲歯，歯周病，義歯の状態）
2. 握力
3. 栄養状態の評価（食品の制限による低栄養のリスクがあるため）

1. 歯科との連携（口腔への介入）
2. サルコペニアへの対応
3. 栄養状態に問題がある場合は市町村の管理栄養士等につなぎ，栄養相談・食事指導の実施

©2020.5 一般社団法人日本老年医学会

5. お茶や汁物などでむせることがありますか？

| かかりつけ医での初期対応 | 肺炎，脳血管障害の既往の確認
嚥下に関わる総合的機能評価 |

評価・検査

〈想定される病態〉
• 誤嚥
• 嚥下機能障害
• サルコペニア

対応

お茶や汁物などでむせる

1. 嚥下機能評価
（反復唾液嚥下テスト）
2. 嚥下機能障害の鑑別診断
3. 栄養評価
（体重変動評価など）

1～2．嚥下リハビリや誤嚥予防などの介入を考慮
3．低栄養があれば栄養介入を考慮・体重のモニタリング

Ⓒ2020. 5 一般社団法人日本老年医学会

6. 6ヵ月間で2～3kg以上の体重減少がありましたか？

| かかりつけ医での初期対応 | 意図的な減量・治療中の病気によるもの・
原因不明に分類する |

評価・検査

〈想定される病態〉
• 低栄養
• 悪性疾患，炎症性疾患などの身体疾患
• フレイル，サルコペニア
• うつ

対応

体重減少あり

1. 栄養状態の評価
• BMI，体重変動・血清アルブミン値，総コレステロール値などから総合的に評価
• 疑い例は，MNF-SF や GLIM 基準などで評価
2. 低栄養の要因検索
• 社会的要因：孤食，独居，不適切な食習慣，貧困など
• 医学的原因：口腔機能低下症，味覚・嗅覚障害，消化管障害，抑うつ・認知機能低下，疼痛，疾病（炎症性疾患・がんなど），薬物有害事象，不適切な食事指導
3. 意図しない体重減少の鑑別診断
• フレイル，サルコペニア評価

1. 低栄養に対する介入
（管理栄養士への依頼・適切な栄養摂取に関する指導）
2. 要因別介入
社会的介入：地域包括支援センターとの連携・家族教育など医学的原因への介入
疾病への介入・ポリファーマシー，食思不振を誘導する薬剤の中止など
3. フレイル，サルコペニアへの介入

Ⓒ2020. 5 一般社団法人日本老年医学会

7. 以前に比べて歩く速度が遅くなってきたと思いますか？

| かかりつけ医での初期対応 | 歩行状態を確認する
脊柱管狭窄症，変形性脊椎症，
変形性関節症など整形外科疾患の鑑別 |

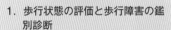

評価・検査

〈想定される病態〉
- ロコモティブシンドローム
- 心不全，COPD
- サルコペニア
- 感覚器疾患
- 神経・筋疾患
- 脆弱性骨折，骨粗鬆症
- 薬物有害事象
- 慢性硬膜下血腫

対応

歩行速度低下あり

1. **歩行状態の評価と歩行障害の鑑別診断**
   - 軽度の意識障害（薬剤，脳血管障害など）
   - ロコモティブシンドロームおよびその関連疾患（筋痛や関節痛（脊柱管狭窄症，変形性脊椎症，変形性関節症など））―ロコモ度テスト
   - 運動麻痺，サルコペニア（握力測定，指輪っかテスト），パーキンソン関連疾患，平衡障害，視覚障害
2. **心肺機能の評価**

1. 原因薬剤の確認
   医学的原因への介入
   ロコモ・サルコペニア・フレイルに対する運動・栄養介入を考慮
2. 心肺機能に異常がある場合は循環器科または呼吸器科へコンサルテーション

©2020. 5 一般社団法人日本老年医学会

8. この1年間に転んだことがありますか？

| かかりつけ医での初期対応 | 転倒時の状況，頭部外傷の有無，
骨折の既往の聴取，骨粗鬆症の評価 |

評価・検査

〈想定される病態〉
- ロコモティブシンドローム
- 心不全，COPD
- サルコペニア
- 感覚器疾患
- 神経疾患
- 脆弱性骨折，骨粗鬆症
- 薬物有害事象
- 慢性硬膜下血腫

対応

転倒歴あり

1. **転倒の外的要因の確認**
   床やじゅうたん，障害物，照明，踏み段など
2. **転倒の内的要因の診断**
   - 中枢神経系（脳血管障害，認知症，パーキンソン病など），感覚・末梢神経系（聴覚・平衡機能障害，視力障害，糖尿病による末梢神経障害など），循環系（起立性低血圧，不整脈など），筋骨格系の疾患（ロコモティブシンドローム，筋萎縮，関節リウマチなど），薬剤有害事象（睡眠薬，向精神薬，抗ヒスタミン薬，薬剤性パーキンソニズムなど）
   - 転倒リスク指標による評価，ロコモ度テスト
   - 骨粗鬆症関連検査

1. 外的要因の除去
2. 内的要因の軽減・除去
   転倒関連疾患に介入
   転倒予防策の実施，ロコトレなどの運動介入

©2020. 5 一般社団法人日本老年医学会

9. ウォーキング等の運動を週に 1 回以上していますか？

| かかりつけ医での初期対応 | 社会資源活用（運動教室，スポーツセンターなど）の必要性を判断する |

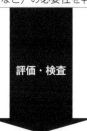

〈想定される病態〉
• ロコモティブシンドローム
• 心不全，COPD
• サルコペニア
• 感覚器疾患
• 神経疾患
• 脆弱性骨折，骨粗鬆症
• 薬物有害事象
• 慢性硬膜下血腫

評価・検査

対応

| 週 1 回以上の運動なし | 1. 家族・住宅環境，経済状況の把握
2. 運動を阻害する身体疾患・慢性疾患の評価 | 1. 家族・住宅環境，経済状況に合わせた運動指導（介護予防教室等の紹介，地域包括支援センターとの連携）
フレイル予防や健康長寿に向けて運動習慣の大切さを伝える
2. 運動を阻害する医学的原因への介入 |

©2020. 5 一般社団法人日本老年医学会

---

 10. 周りの人から「いつも同じことを聞く」などのもの忘れがあると言われていますか？
11. 今日が何月何日かわからない時がありますか？

| かかりつけ医での初期対応 | 認知機能検査の必要性を判断する |

〈想定される病態〉
• 認知機能障害

評価・検査

対応

| もの忘れがあると言われる，または今日の日付がわからない時がある | 1. もの忘れ症状以外に，日常生活に明らかな支障があるか否かを（手段的 ADL8 項目に注目して）本人と家族（同居者）から聴取
2. MMSE で 23 点以下もしくは HDS-R で 20 点以下の場合「認知症の可能性あり」と判定
3. DASC21 を実施し，84 点中 31 点以上の場合「認知症の可能性あり」と判定 | 1. 認知症の診断を行う以外に地域包括支援センターの紹介や，地域で提供しているサービスの利用を検討する。
2. その際，各地域で作成されている認知症ケアマニュアルを参考にする。
3. 必要に応じて認知症サポート医との連携を行う。 |

©2020. 5 一般社団法人日本老年医学会

12. あなたはタバコを吸いますか？

| かかりつけ医での初期対応 | 呼吸器症状の問診，喫煙歴 |

評価・検査

| 喫煙あり | → | **呼吸機能評価**
（必要に応じて胸部レントゲン撮影） |

〈想定される病態〉
• COPD など

対応

過去の喫煙歴がある者に対しても，呼吸器症状の問診，喫煙歴の聴取，胸部レントゲンの評価を行うことを考慮

Ⓒ2020. 5 一般社団法人日本老年医学会

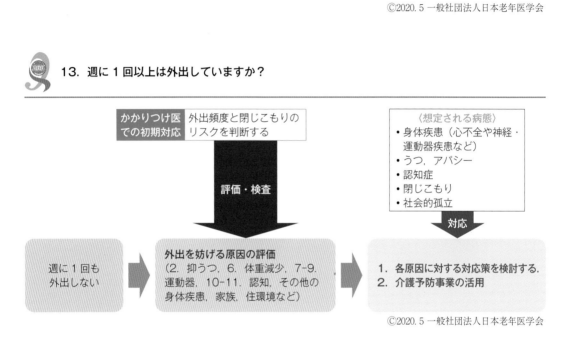 **13. 週に 1 回以上は外出していますか？**

| かかりつけ医での初期対応 | 外出頻度と閉じこもりのリスクを判断する |

評価・検査

| 週に 1 回も外出しない | → | **外出を妨げる原因の評価**
（2. 抑うつ，6. 体重減少，7-9. 運動器，10-11. 認知，その他の身体疾患，家族，住環境など） |

〈想定される病態〉
• 身体疾患（心不全や神経・運動器疾患など）
• うつ，アパシー
• 認知症
• 閉じこもり
• 社会的孤立

対応

1. 各原因に対する対応策を検討する.
2. 介護予防事業の活用

Ⓒ2020. 5 一般社団法人日本老年医学会

14. ふだんから家族や友人と付き合いがありますか？
15. 体調が悪い時に，身近に相談できる人がいますか？

| かかりつけ医での初期対応 | 社会資源活用の必要性を判断する |

評価・検査

1. 家族，住宅環境，介護状況を評価する．
2. 必要に応じて質問票を用いた社会的フレイル評価を行う．
① 自分の経済状態に満足していない
② 独居
③ 地域や近隣の活動への不参加
④ 隣人との関係があいさつ程度または付き合いなし
①〜④のうち2つ以上に該当した場合に，社会的フレイルと判定する
＊「フレイル診療ガイド」にある質問票を参照

付き合いなし
かつ / または
身近に相談できる人なし

〈想定される病態〉
• 身体疾患（心不全や神経・運動器疾患など）
• うつ，アパシー
• 認知症
• 閉じこもり
• 社会的孤立

対応

1. 地域包括支援センターや福祉課と連携して対応する．
2. 地域の交通事情にも配慮し，地域資源の活用を検討する．
3. 地域包括支援センターや市町村の保健事業担当などの相談窓口を紹介する．

©2020. 5 一般社団法人日本老年医学会

文献

日本老年医学会：かかりつけ医用 後期高齢者の質問票対応マニュアル 啓発用スライド，2020，
https://www.jpn-geriat-soc.or.jp/tool/ppt/manual_02.pptx

索 引

検印省略

フレイルサポート医のための
疾患治療マニュアル

定価（本体 3,000円＋税）

2022年8月20日　　第1版　第1刷発行

監 修 者　　一般社団法人 日本老年医学会
編　　者　　地方独立行政法人 東京都健康長寿医療センター
発 行 者　　浅 井　麻 紀
発 行 所　　株式会社 文 光 堂
　　　　　　〒113-0033　東京都文京区本郷7-2-7
　　　　　　TEL（03）3813 - 5478（営業）
　　　　　　　　（03）3813 - 5411（編集）

© 日本老年医学会・東京都健康長寿医療センター, 2022　印刷・製本：三報社印刷

ISBN978-4-8306-2066-9　　　　　　　　　　　　Printed in Japan

・本書の複製権，翻訳権・翻案権，上映権，譲渡権，公衆送信権（送信可能化権
　を含む），二次的著作物の利用に関する原著作者の権利は，株式会社文光堂が
　保有します.
・本書を無断で複製する行為（コピー，スキャン，デジタルデータ化など）は，
　私的使用のための複製など著作権法上の限られた例外を除き禁じられています.
　大学，病院，企業などにおいて，業務上使用する目的で上記の行為を行うことは，
　使用範囲が内部に限られるものであっても私的使用には該当せず，違法です.
　また私的使用に該当する場合であっても，代行業者等の第三者に依頼して上記
　の行為を行うことは違法となります.
・ JCOPY 〈出版者著作権管理機構 委託出版物〉
　本書を複製される場合は，そのつど事前に出版者著作権管理機構（電話03-
　5244-5088, FAX 03-5244-5089, e-mail：info@jcopy.or.jp）の許諾を得てください.

ISBN978-4-8306-2066-9

フレイル
サポート医
のための
疾患治療
マニュアル